« Bébé », un nain à la cour de Lunéville

(1741-1764)

Médecine à travers les siècles

Collection dirigée par le Docteur Xavier Riaud

L'objectif de cette collection est de constituer « une histoire grand public » de la médecine ainsi que de ses acteurs plus ou moins connus, de l'Antiquité à nos jours.
Si elle se veut un hommage à ceux qui ont contribué au progrès de l'humanité, elle ne néglige pas pour autant les zones d'ombre ou les dérives de la science médicale.
C'est en ce sens que – conformément à ce que devrait être l'enseignement de l'histoire –, elle ambitionne une « vision globale » et non partielle ou partiale comme cela est trop souvent le cas.

Dernières parutions

Pauline GRUBER, *Histoire de l'anesthésie en odontologie de l'Antiquité au début du XXe siècle*, 2018.
Xavier RIAUD, *Charles Godon (1854-1923) et Georges Villain (1881-1938), le maître et l'élève*, 2018.
Patrice PINET, *Les musiciens, la maladie et la médecine de Guillaume de Machaut à Béla Bartók*, 2017.
Annie BOYER-LABROUCHE, *Corps et âmes. Les hommes et la médecine au XVIIIe siècle*, 2017.
Xavier RIAUD (sous la dir. de), *Médecine à travers les siècles. 10 ans déjà ! (2006-2016)*, 2017.
Vincent BOUTON, *François II. La mort d'un roi de seize ans*, 2017.
René PRÉDAL, *L'étrange destin du Docteur Voronoff. En quête d'une jeunesse éternelle ?*, 2017.
Philippe SCHERPEREEL, *Philosophie et médecine*, 2017.
Xavier RIAUD, *Dent et archéologie*, 2017.
Michel A. GERMAIN, *Les tables d'opération. De l'Antiquité à nos jours*, 2016.
Philippe SCHERPEREEL, *Médecins et infirmières dans la guerre de Crimée. 1854-1856*, 2016.
Mélanie DECOBERT, *Odontologie médico-légale et Seconde Guerre mondiale*, 2016.

Jean Granat
et Évelyne Peyre

« Bébé », un nain à la cour de Lunéville

(1741-1764)

*Préfaces d'Alain Philippot
et de Serge Bahuchet*

Postface du Dr Xavier Riaud

L'Harmattan

5-7, rue de l'Ecole-Polytechnique, 75005 Paris

http://www.editions-harmattan.fr

ISBN : 978-2-343-13994-4
EAN : 9782343139944

La vie n'a qu'un temps,
la mort a des siècles.

Stanislas Leszczynski ;
Le philosophe bienfaisant (1764)

PRÉFACE

Le château de Lunéville a abrité un invité étonnant et pittoresque qui égayait la cour du roi de Pologne : Nicolas Ferry, le nain de Stanislas Lesczynski.

Le musée du château conserve différentes reliques vestimentaires, certaines lui ont appartenu. Celles-ci portent une forte charge émotionnelle pour le grand public qui connaît l'histoire de ce nain.

Ce personnage haut en couleur a beaucoup fasciné les esprits depuis l'époque de son séjour à Lunéville. Jean Granat et Evelyne Peyre poursuivent la tradition, d'abord en 2005 lorsqu'ils étudient son squelette conservé au musée de l'Homme à Paris puis aujourd'hui en reprenant son histoire qu'ils complètent avec celle des personnalités qui l'ont croisé : Stanislas, Emilie du Châtelet… Ils relatent les histoires qui ont été reprises au fil des ans, où l'imaginaire se mêle à l'anecdote réelle sans que l'on puisse démêler facilement le vrai du faux.

La notoriété de Bébé est telle aujourd'hui encore, qu'elle va permettre d'entretenir des traditions familiales lui attribuant certains meubles, qu'on va l'identifier faussement sur des tableaux ou le mêler à des légendes urbaines où l'on parle de malédiction funeste liée aux incendies !

Mais il reste de beaux jours aux chercheurs, aux historiens et aux amateurs qui rétablissent la vérité et découvrent de nouvelles représentations de cette figure emblématique de Lunéville.

Alain PHILIPPOT
Conservateur du musée du château des Lumières-Lunéville

PRÉFACE

Attaché à la cour du roi Stanislas en Lorraine, Nicolas Ferry, le nain Bébé, est sans conteste un personnage historique encore célèbre, qui nous relie au Siècle des lumières. Étrange personnage, qui sembla toujours un enfant de trois ans du fait de son très faible gabarit, et mourut à seulement 23 ans, le 9 juin 1764, mais avec l'aspect d'un vieillard…

Au terme de sa très courte vie, son squelette fut pieusement préparé par le premier chirurgien du roi Stanislas, pour témoigner de sa spécificité « pour les progrès de la Science ». Après avoir été déposé dans la bibliothèque publique de Nancy, il est remis à Buffon pour être exposé dans le Cabinet d'histoire naturelle au Jardin du Roy, en 1767. Ainsi devient-il l'un des plus anciens spécimens des collections du Muséum national d'Histoire naturelle, créé en 1793, et l'un des rares témoins des collections anthropologiques du 18e siècle. « Bébé » va ensuite suivre les installations successives de la galerie d'anthropologie, quittant le Cabinet d'histoire naturelle en 1802 pour la galerie d'anatomie comparée de Georges Cuvier, déplacé en 1898 dans les nouvelles galeries d'anatomie comparée et de paléontologie par Ernest-Théodore Hamy, pour arriver finalement au Musée de l'Homme de Paul Rivet en 1937. Il restera exposé au public jusqu'à la fermeture du musée pour rénovation en

2006. Depuis, il repose dans les réserves de collection parmi les plus riches du monde, au milieu des restes de plus de 20 000 humains de tous les temps et de tous les lieux, côtoyant, parmi d'innombrables anonymes, l'Homme de Cro-Magnon, Descartes et Saint-Simon, et n'en sortant que pour des expositions temporaires.

Le livre que nous offrent Jean Granat et Evelyne Peyre, deux éminents spécialistes de l'anthropologie biologique, familiers du Musée de l'Homme dont ils ont étudié les collections tout au long de leur carrière, est fidèle à la volonté royale que Bébé survive en servant « les progrès de la Science » – nous montrant en même temps l'intérêt de conserver des collections de restes humains qui permettent des comparaisons et de nouvelles analyses. Mais la passion pour l'histoire de nos auteurs leur permet de réaliser un ouvrage biographique qui nous plonge dans le monde intellectuel d'avant la Révolution, à la cour du roi Stanislas Leszczynski à Lunéville, alors que la Lorraine est un duché indépendant. Elle ne sera rattachée au royaume de France qu'à la mort de Stanislas, en 1766, lequel était devenu le beau-père de Louis XV. C'est donc une très riche plongée dans un monde où l'on croisera Voltaire, Emilie du Châtelet et Madame de Pompadour, où l'on apprendra avec surprise que notre petit nom quotidien de *bébé* nous vient de ce nain de cour…

Par le talent de Jean Granat et Evelyne Peyre, ce petit livre très richement documenté devient un superbe *Tombeau de Monsieur Nicolas Ferry*, comme l'on désignait à la même époque les pièces de musique écrites et dédiées à la mémoire des hommes illustres.

Serge Bahuchet
Professeur au Muséum National d'Histoire Naturelle,
Hommes, Natures, Sociétés,
Directeur du laboratoire Eco-Anthropologie et Ethnobiologie.

PRÉAMBULE

En 2008, nous avons publié un numéro spécial de la Revue de la Société de Biométrie Humaine, Biométrie Humaine & Anthropologie, intitulé : Nicolas FERRY dit "BÉBÉ », nain, (1741-1764) à la cour du roi Stanislas LESZCZYNSKI, duc de Lorraine, Lunéville.

Après une brève présentation de ce nain, nous exposons l'étude biométrique approfondie de son squelette qui est rangé parmi les collections d'anthropologie du musée de l'Homme à Paris où nous travaillons.

Nous avons constaté qu'en général, les nains célèbres sont décrits dans leur milieu. Ils sont vivants, leur comportement est rapporté.

Rien de tel pour Bébé.

Nous avons pensé qu'il serait intéressant de rechercher le mode de vie de Bébé depuis sa naissance de façon à compléter notre étude.

Dans ce livre, nous exposons l'activité de Bébé et son caractère au cours de sa vie.

Ceci nous a entraînés dans la société du siècle des Lumières.

Nous espérons que les lecteurs y retrouveront la vie au XVIIIe siècle et les progrès de la médecine en ce qui concerne la connaissance du nanisme et pourront se faire une idée du développement intellectuel de ce nain qui a connu la gloire.

AVANT-PROPOS

Il était une fois, au XVIIIe siècle, un nain très célèbre.

Aujourd'hui, son squelette est conservé au musée de l'Homme (Muséum national d'histoire naturelle). Pièce unique, exceptionnelle, il est inscrit au patrimoine. Il bénéficie d'un grand intérêt international. Il est souvent exposé, soit seul, soit accompagné du squelette d'un géant montrant la variabilité humaine actuelle (fig. 1-A, B, C).

Paléoanthropologues, nous poursuivons nos recherches au laboratoire d'anthropologie du musée de l'Homme, nous connaissons son existence.

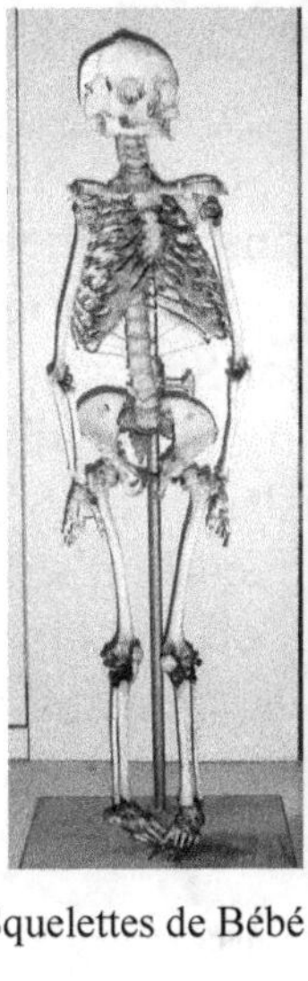

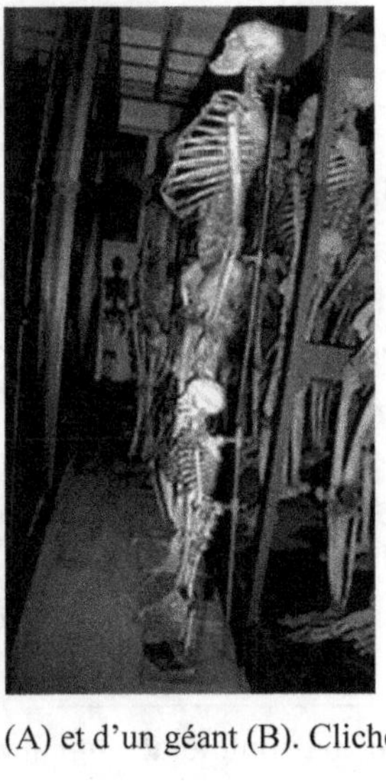

Figure 1 – Squelettes de Bébé (A) et d'un géant (B). Clichés J. Granat

En 2005, l'IPH[1] présente une conférence sur la découverte de l'homme fossile de Flores, daté aujourd'hui de près de 50 000 ans, avec présentation de moulages du crâne et de la mandibule du fossile nommé LB1, le mieux conservé des 9 spécimens et considéré comme un nain harmonieux.

De retour au musée de l'Homme, nous décidons de comparer cet homme fossile avec le squelette du nain de nos collections.

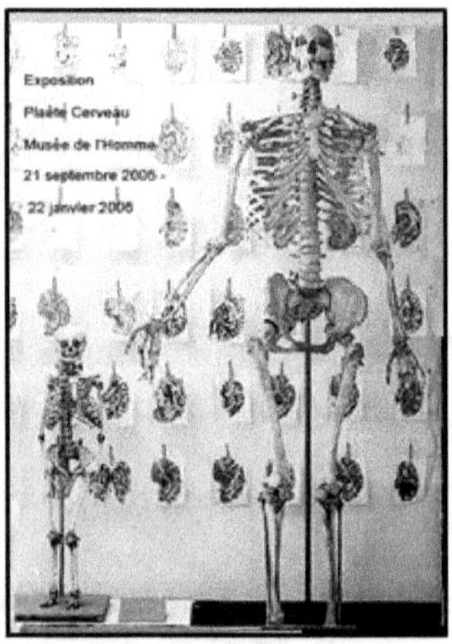

Figure 1 C – Squelettes de Bébé et d'un géant. © J. Granat exposition

D'après le registre des collections, ce squelette est celui d'un nain harmonieux. Il est noté que son nom est Nicolas Ferry, surnommé "Bébé" par le roi Stanislas Leszczynski qui l'a recueilli dans son château à Lunéville au XVIIIe siècle. Il a vécu à la cour de Stanislas Leszczynski.

Au musée, on le dit un vieillard, car il n'a plus de dents. Aucune étude n'est enregistrée sur ce registre. Petite taille, bien proportionné, il ne peut être qu'un nain hypophysaire, d'après les médecins qui le regardent.

[1] IPH: Institut de paléontologie humaine Paris

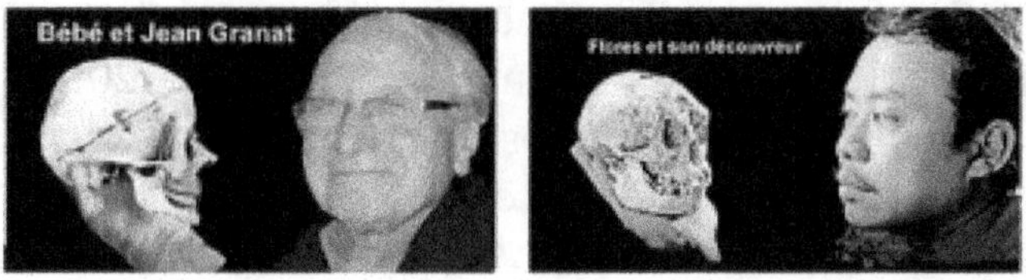

D'après Télé Quebec modifié

L'étude du squelette, que nous envisageons, semblait être la première réalisée. Très vite, il est apparu que d'autres études avaient été effectuées, mais non enregistrées sur le registre. Sa renommée et celle de son squelette ont traversé les siècles. Voilà 10 ans que nous étudions ce squelette, avons publié de nombreux articles et présenté plusieurs conférences sur la biométrie de "Bébé". En Lorraine, au Château Musée de Lunéville, en août 2016, sur l'entresol de l'escalier d'honneur, pour l'exposition "Stanislas, de l'Homme à la Légende", deux statues récentes, de Nicolas Ferry dit "Bébé", nain de Stanislas, peintes en jaune (fig.2), ont été exposées sur un socle. Deux panneaux explicatifs les entourent.

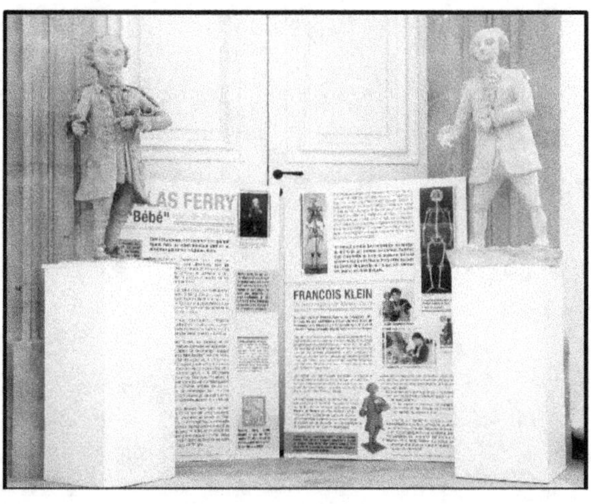

Figure 2 - Photo JP Carciofi 2017. avec autorisation

Sur l'un, figurent deux photos publiées dans le numéro spécial de la revue de Biométrie Humaine (2008), que nous avons élaborée, à propos de "Bébé". Sur l'autre, il est fait référence à nos travaux de biométrie sur Bébé. Nous en sommes très honorés et heureux. Consacrer un livre à ce nain et à son squelette et raconter leur histoire, quel intérêt ?

INTRODUCTION

Cette étude a été très enrichissante, voire passionnante. Scientifique, médicale, historique, elle nous a plongés dans un monde extraordinaire. Beaucoup d'amis et de collègues nous ont engagés à le faire connaître.

Voici l'Histoire du nain Bébé.

Nicolas Ferry, dit "Bébé", est né en 1741 dans un village des Vosges et on en parle encore. Que faisait-il à Lunéville chez Stanislas Leszczynski en ce XVIIIe siècle ? Pourquoi est-il surnommé "Bébé"?

Aujourd'hui, le nain Nicolas Ferry, plus connu sous le nom de "Bébé", a une renommée très grande depuis le XVIIIe siècle. Nous avons recueilli plus de cent quatre-vingts récits racontant sa vie ou le citant. Ils figurent en bibliographie. Beaucoup se répètent et certains comportent des erreurs. D'après nos recherches, nous avons voulu savoir lesquels de ces récits étaient les plus proches de la vérité. La plupart de ces récits datent des XVIIIe et XIXe siècles et d'autres du XXe siècle. Ce sont généralement des contes reportant des histoires que ses voisins et les paysans de son village ont propagées, répandues, diffusées. Mais nous sommes dans les années 1741 et ces paysans parlent un dialecte, celui des montagnes vosgiennes. Au fil des années, des modifications y ont été apportées. Un nain dans un village est une curiosité. Ce sont aussi des récits des courtisans, puisqu'à partir de 5 ans, il a vécu à la cour de

Lunéville, et des articles scientifiques concernant le nanisme. La tradition orale existe toujours et des habitants actuels du village se souviennent des légendes racontées sur Nicolas, par les parents et grands-parents.

Où est-il né et que sait-on des nains lorsque Nicolas naît ?

Depuis quand y a-t-il des nains et qu'est-ce qu'un nain ?

Les nains

Un nain est un personnage très exceptionnel. On ne parlait des nains que dans les cours, étant en général les bouffons du roi. Les campagnards de Lorraine n'en avaient pas connaissance. Il y avait très peu de journaux et qui savait lire ? Il n'y avait que la tradition orale pour informer, le bouche- à -oreille, mode de transmission orale entre deux personnes, puis vers une autre, etc. Ces êtres sont considérés comme des anomalies, des monstres, si différents de la réalité. Qu'en faire ? Nous sommes au XVIIIe siècle, ne l'oublions pas, et, à cette époque, un nain est une créature peu commune dans les campagnes et même dans les villes. Que sait-on réellement des *nains en 1750, combien sont-ils ?*

Historique des nains

Diderot dans l'Encyclopédie (1765) écrit : "*On appelle Nain quelqu'un qui est excessivement petit"*. Depuis la nuit des temps, les personnes de petite taille fascinent leurs contemporains, tant en Orient qu'en Occident. En Europe, à l'époque de la Renaissance, ils sont placés comme bouffons au service des grands personnages : rois, reines, ministres. Ils vivent à la cour et certains deviennent des vedettes ! L'une des **premières**

attestations du mot "**nain**" en *français écrit* figure dans "Érec et Énide" de Chrétien de Troyes, vers 1160, texte dans lequel il désigne une créature surnaturelle : "Qui est ce chevalier aux armes d'azur et d'or, accompagné d'une pucelle et d'un nain bossu aussi bien le geste de ce nain maléfique". En français moderne, "**nain**" désigne des êtres réels présentant un nanisme, mais le terme "nanisme" apparaît vers la fin du XIXe siècle et est dérivé de "nain".

Au XVIIIe siècle on ne parlait pas de "nanisme". Les études sur les nains et géants n'existent, d'après nos recherches, que depuis le XVIIIe siècle. Bébé a donné l'envie à des scientifiques d'en savoir plus. En effet, celles que nous avons trouvées sont celles de Tressan, de Diderot et de Morand, dans son Mémoire sur "Les Nains", présenté à l'Académie royale des Sciences en 1764 après la mort de Bébé et publié en 1766 dans "Collection académique. (Tome treizième)". Nous reproduisons, avec autorisation, ce qui est écrit :

"M. Morand a eu de rechercher ce qui avait été dit jusqu'à présent sur cette matière, (les nains) et de composer une espèce d'histoire suivie, sinon des nains, au moins des sentiments de ceux qui en ont parlé, car il faut avouer que dans ce que les anciens nous en ont laissé, il se rencontre plus de fables absurdes et incroyables que d'observations utiles. Ce qui a été dit sur le nain "Bébé" engagea M. Morand à recueillir avec soin ce que les auteurs nous ont transmis sur ce sujet.

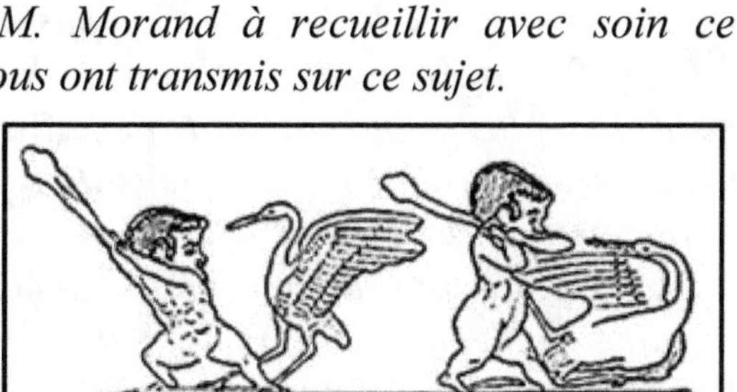

Figure 3 - Pygmées combattant les grues d'après la peinture d'un Rhython grec. D'après Edouard Garnier 1884. Les Nains et les Géants. Gallica-BnF.fr

Les nains les plus anciens, desquels il fait mention, sont les Pygmées, (fig. 3), *mais ce peuple si célèbre par ses combats avec les grues, pourrait bien n'avoir jamais existé et il serait assez vraisemblable que cette prétendue nation ne dût son origine qu'à quelque nom étranger mal interprété par les Grecs. Homère est le premier qui en ait parlé dans son lliade, en comparant les Troyens, qui attaquent les Grecs en l'absence d'Achille, à des grues qui foncent sur des Pygmées. Examinons ce que des auteurs plus sérieux peuvent avoir dit des nains, nous y trouverons encore assez de fables, témoin le nain cité par Nicéphore comme ayant été vu à la cour de Constantin, et qui n'était pas plus gros qu'une perdrix. Les Romains, surtout sous les premiers empereurs, mettaient les nains au nombre des objets de leur luxe : Auguste en avait un duquel on prétend qu'il fit faire la statue, dans laquelle, il regardait si peu à la dépense, les prunelles de ses yeux y sont marquées par des pierres précieuses : ce nain, au rapport de Suétone, avait moins de 60 cm de haut, pesait 7,7 kg et avait une voix extrêmement forte ; cette statue, qui est aujourd'hui dans le cabinet du roi, a fait voir qu'Auguste n'était pas délicat en pareille matière, elle représente un "richais" (rachitis)*[2] *ou sujet noué des plus mal faits. Non seulement les empereurs entretenaient des nains, mais les princesses et même les dames considérables en avaient. L'histoire nous a conservé le nom de Compas, nain de la princesse Julie, fille d'Auguste, qui avait de haut 84 cm. Pour posséder une plus grande quantité de nains à vendre, certains imaginèrent de serrer des enfants dans des boîtes avec des bandelettes faites avec art ; il est évident que ceux de ces enfants, qui pouvaient échapper à cette torture cruelle, n'étaient nullement des nains, mais des hommes contrefaits et estropiés. Jonflon, docteur en médecine,*

[2] *"richais" (rachitis)* c'est-à-dire: rachitique

rapporte, en 1632, que la première femme de Joachim Frédéric, électeur de Brandebourg, avait paru renchérir encore sur les dames romaines, et qu'elle en avait assez rassemblé de l'un et de l'autre sexes pour les faire se reproduire. et ce goût dura jusqu'au règne d'Alexandre Sévère, mais ce prince ayant chassé les nains et les naines de sa cour, la mode en cessa bientôt dans tout l'empire. Le goût, qu'avaient alors les Romains pour ces petits hommes, en avait fait un objet de commerce. Les marchands pour pouvoir les marier, et en faire des petits ménages dans la vue d'en multiplier l'espèce, mais son attente fut trompée et aucun n'eut de postérité. Hoffman et Pierre Messie citent Catherine de Médicis comme ayant eu le même goût avec aussi peu de succès, on ne doit pas même s'en étonner, et nous verrons bientôt que ni l'une ni l'autre de ces tentatives n'ont dû en avoir. M. Morand a emprunté de M. de Buffon la remarque suivante : "Il semble, dit-il, que la hauteur moyenne des hommes étant d'environ 1,52 m, les limites ne s'étendent guère qu'à 30 cm au-dessus et au- dessous. Un homme de 1,80 m est en effet un très grand homme et un homme de 1,2 m, est très petit. Les géants et les nains qui sont au-dessus et au-dessous de ces termes de grandeur doivent être regardés comme des variétés individuelles et accidentelles, et non comme des différences permanentes qui produiraient des races constantes." Il n'est donc pas étonnant que les mariages de nains et de naines, faits par l'électrice de Brandebourg et par Catherine de Médicis, n'aient donné aucune postérité, si quelqu'un avait pu être fécond, il aurait peut-être produit des hommes de taille ordinaire."

Aujourd'hui, le mot "pygmée" est utilisé dans un sens général *pour désigner les peuples habitant traditionnellement les forêts* d'Afrique centrale (S. Bahuchet 1986). Toutefois, ce mot est, la plupart du temps, utilisé de façon péjorative par d'autres groupes ethniques à des fins de dévalorisation et de discrimination. Leur nombre, entre 150 000 et 200 000 individus. Le terme pygmée signifie "haut d'une coudée ", ce qui correspond à une taille inférieure à 1,50 m de haut.

Diderot, dans son Encyclopédie (1765), parle des nains, mais brièvement. Il dit simplement : "Ces sortes de Pygmées dans la race humaine sont recherchés pour les amusements du grand seigneur ; ils tâchent de le divertir par leurs singeries, et ce prince les honore souvent de quelques coups de pied. Lorsqu'il se trouve un nain qui est né sourd, et par conséquent muet, il est regardé comme le phénix du palais ; on l'admire plus qu'on ne ferait du plus bel homme du monde, surtout si ce magot est eunuque ; cependant, ces trois défauts, qui devraient rendre un homme méprisable, forment, à ce que dit M. Tournefort, la plus parfaite de toutes les créatures, aux yeux et au jugement des Turcs". En fait, il existe deux sortes de nains. Les harmonieux et les non-harmonieux aux membres déformés. Lorsque Bébé naît, il y avait eu des nains célèbres qui avaient occupé une place de choix dans les cours européennes. Il faut citer :

Brusquet (Antibes 1510 Paris 1568)

Celui-ci commença par accompagner François 1er, puis resta dans les allées du pouvoir sous Henri II, François II et Charles IX. Au cours du seizième siècle, les rois en France, et, par esprit d'imitation, les grands seigneurs, recherchaient déjà bien moins les nains.

Cependant, au 17e siècle, Catherine de Médicis, mère de Louis XIII, était parvenue à les remettre à la mode, et crut un instant que la gent lilliputienne avait reconquis son importance (fig. 4).

Edouard Garnier (1884) en donne une bonne description.

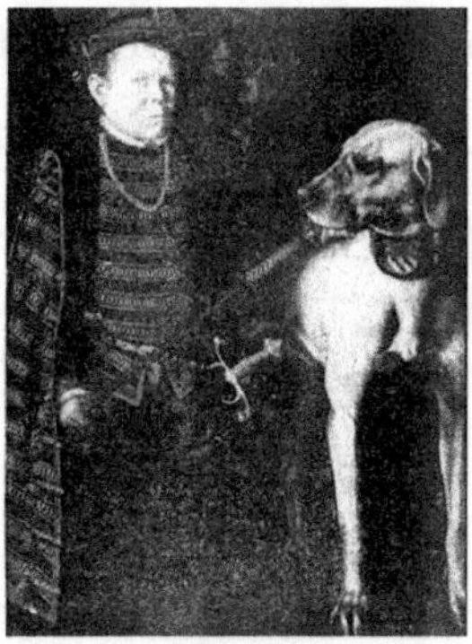

Figure 4 - Le nain Brusquet, fou de Philippe II, par Antonio Moro. (Musée du Louvre) *in* Moeurs du passé. Dr Cabanès, collection personnelle.1954, libre de droits

Sir Jeffrey Hudson (1619 vers 1682)

Ce nain anglais est présenté, à huit ans, dans un pâté, par la duchesse de Buckingham, à la cour de la reine Henrietta Maria, femme de Charles Ier d'Angleterre. À trente ans, il avait 45,7 cm de haut mais, à cette époque de sa vie, il commença à grandir, et finit par atteindre dans sa vieillesse la taille de 114,3 cm. Encore jeune, au milieu d'une fête de la cour, on le vit sortir, à la grande surprise des spectateurs, de la poche d'un employé du palais, dont la taille était, il est vrai, gigantesque. (fig. 5), Le poète Davenant a composé en son honneur un poème intitulé la *Jefferéïde*, où il célèbre, entre autres exploits, une victoire remportée par Jeffrey contre un coq d'Inde. En 1644, Jeffrey accompagna en France la reine Henriette. Un Allemand, du nom de Crofts, s'étant laissé aller, sur son compte, à des plaisanteries que Jeffrey ne voulut point supporter, on en vint à un duel ; Crofts parut armé d'une seringue. Nouvelle fureur du nain, qui, forçant son adversaire à un combat sérieux, à cheval et au pistolet, le tua du premier coup de feu. Jeffrey mourut en 1682, dans la prison de Westminster, où il était enfermé sous le poids d'une accusation politique.

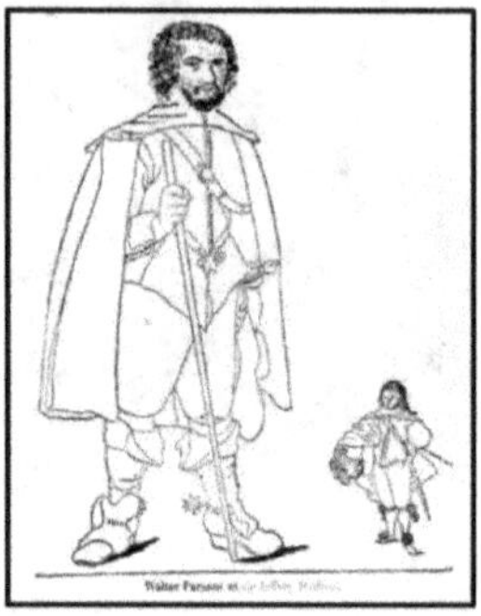

Figure 5 - le géant Walter Parsons et le nain Jeffrey. La Revue des revues (Paris. 1898) Volume XXIV p 21 libre.de droits

Maribarbola

Naine à la cour d'Espagne, elle était une haute figure de la cour. Dans le tableau de Vélasquez "Les Ménines 1656", elle est la demoiselle d'honneur, qui entoure les infantes. Les souverains étaient souvent entourés de nains et de naines (fig. 6).

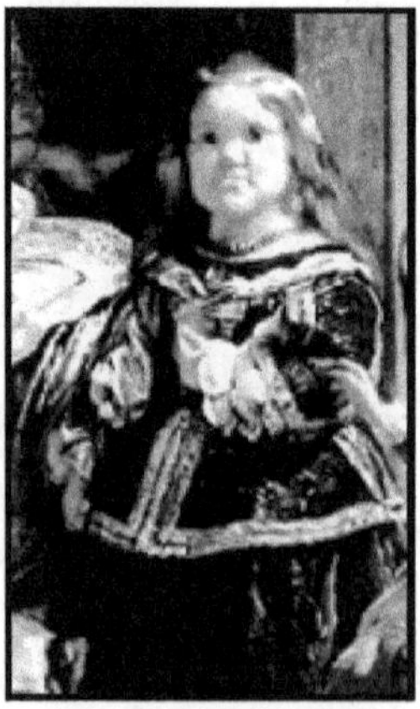

Figure 6 - La naine Maribarbola, détail, les Ménines de Diego Vélasquez (1656) Le Prado Madrid. Cliché J. Granat avec autorisation.

En France, la charge des "nains de cour" fut finalement supprimée au XVIIe siècle, après la mort, en 1642, du nain Balthazar Pinson, nain d'Anne d'Autriche (sans dessin). En général, les nains étaient non harmonieux, achondroplasiques, avec la tête et le corps de dimensions normales, mais les quatre membres étaient petits et plus ou moins déformés.

Louis XIV arrive, et ne veut dans sa cour que des personnes de haut rang. Il supprime sans miséricorde la charge de nain et les interdit à la cour. Ainsi, au XVIIIe siècle, la mode des nains tombe en désuétude dans les cours occidentales, mais les nains sont encore très recherchés en Pologne et en Russie.

En 1741, aux portes de la France, proche de la Lorraine, naît un nain, **Nicolas Ferry**. Ce nain va être recueilli par le roi de Pologne, duc de Lorraine et de Bar, qui vit au château de Lunéville. Il va être surnommé "Bébé" et va connaître un destin fabuleux (fig. 7).

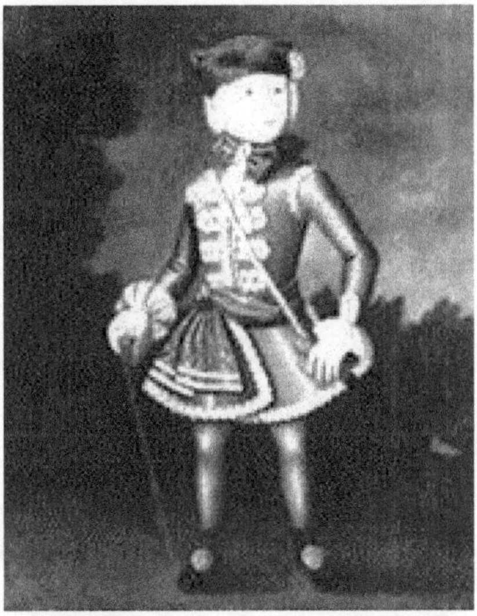

Figure 7 - TRUBENBACH (XVIIIe siècle) Portrait du nain Bébé, à l'âge de 11 ans (PIASA http://docplayer.fr/15547148)

CHAPITRE I

Un roi de Pologne en Lorraine, Stanislas Leszczynski

Qui était Stanislas Leszczynski et pourquoi était-il à Lunéville ?

Pourquoi et comment Stanislas Leszczynski et Nicolas Ferry se sont rencontrés et pourquoi Nicolas est–il devenu si connu et pourquoi ce surnom de "Bébé" ?

C'est l'histoire passionnante de cet enfant et de son devenir après son décès que nous évoquons dans le présent opus. Cette histoire croise inévitablement celle de grands personnages du siècle des Lumières et évoque l'histoire des sociétés, de la médecine, de la dentisterie et de l'anthropologie physique.

Stanislas Leszczynski roi de Pologne (1677 – 1766)

Stanislas Leszczynski naît le 20 octobre 1677 à Lvov en Ukraine. Les Leszczynski font partie des familles les plus influentes de la Pologne, qui tissent des liens traditionnels avec la France. Stanislas est un aristocrate polonais de la grande noblesse polonaise. Prétendant au trône, Stanislas Leszczynski reçoit une éducation solide en sciences et en littérature et maîtrise plusieurs langues dont le français. En 1695 et 1696, il voyage en Europe, découvre Versailles qui le séduit passionnément. À 21 ans, il épouse Catherine Opalinska, fille du magnat polonais, Jean-Charles Opalinski. Ils ont deux filles : Anna et Marie. En 1696, le roi de Pologne meurt. Auguste II est élu en 1697. Des troubles surgissent en Pologne lorsque Auguste II, avec l'appui de la Russie, décide d'attaquer la Suède. Le 30 novembre 1700, le nouveau jeune roi de Suède, Charles XII, remporte les premières batailles sur les Russes et envahit la Pologne. Le 15 février 1704, Auguste II est destitué et Charles XII intervient dans les affaires polonaises. Il rallie Stanislas à sa cause et devient son allié et son ami. Charles XII le fait élire roi de Pologne le 12 juillet 1704, sous le nom de **Stanislas 1er**. Le 4 octobre 1705, Stanislas est couronné à Varsovie.

Un règne agité

À partir de 1706, Stanislas, chassé du trône de Pologne, quitte Varsovie et commence un long périple en Europe. Le 23 mai 1714, il se retrouve dans la petite principauté des Deux-Ponts (Zweibrücken), située entre la France et l'Allemagne. Anna y décède. Louis XIV meurt en 1715 après avoir régné 54 ans. Il laisse le souvenir d'une France rayonnante dont le splendide château de Versailles est l'un des joyaux. Louis XV (1710 – 1774) est roi à 5 ans. Le 5 janvier 1719, Stanislas est contraint de quitter Zweibrücken pour Wissembourg, bourgade du Nord de l'Alsace devenue française.

Le 2 décembre 1723, le duc de Bourbon (Monsieur le Duc) devient Premier ministre de Louis XV. Il fait capoter le projet de mariage du roi avec l'infante d'Espagne. Un Conseil, tenu le 31 mars 1725, examine les différents partis possibles pour la remplacer. On se met en quête à travers l'Europe d'une princesse "bonne à marier", de lignée royale, catholique et en âge d'enfanter. Une liste de 99 princesses à marier est établie, Marie Leszczynska fait partie des prétendantes. A Wissembourg est dépêché le peintre Pierre Gobert, portraitiste, pour représenter le visage de la princesse. "Marie Leszczynska" est élue. Pour écarter toute inquiétude sur l'état de santé de la princesse, le conseil de Louis XV a missionné une équipe de médecins dirigée par Mougue, médecin et inspecteur des hôpitaux du roi, et Duphénix, chirurgien de la cour de France, pour examiner la princesse à Wissembourg. Le certificat de santé de la princesse Marie Leszczynska est établi le 12 mai 1725 et affirme qu'elle a "sa dent saine". (Riaud X. 2011- Chroniques odontologiques des rois de France et de la dynastie napoléonienne, L'Harmattan Paris)

Stanislas Leszczynski, beau-père de Louis XV, roi de France

Le 2 avril 1725, lundi de Pâques, un courrier apporte à Stanislas un pli qui lui demande sa fille en mariage, au nom de Louis XV, âgé de 15 ans. Maria Leszczynska, âgée de 22 ans, accepte immédiatement la proposition qui lui est faite. Annonce officielle du mariage de Louis XV avec Marie Leszczynska le 27 mai 1725. Le 15 août, dans la cathédrale de Strasbourg, le mariage est célébré par procuration, Louis d'Orléans, frère de Louis XV, le représente, en présence du cardinal de Rohan, grand aumônier de France et évêque du diocèse.

Le 5 septembre 1725, le convoi arrive à Fontainebleau où le mariage est de nouveau célébré en présence de Louis XV. Stanislas et la reine s'établissent au château de Chambord de 1725 à 1733.

Le 4 septembre 1729, un événement heureux illumine la vie de Stanislas, sa propre fille donne un dauphin au roi de France. La mort d'Auguste II, roi de Pologne, survenue le 1er février 1733, ouvre une crise de succession.

Le 8 septembre 1733, Louis XV tente de remettre son beau-père, Stanislas, sur son trône de Pologne.

Stanislas quitte la France pour se rendre à Varsovie. Stanislas est élu roi de Pologne et grand-duc de Lituanie. Mais les adversaires de Stanislas ont déjà commencé à prendre les armes. Dès le 22 septembre, Stanislas doit se réfugier dans Dantzig pour y attendre de l'aide. À Varsovie, le 5 octobre, Auguste III est proclamé roi sous la protection des armées russes. Louis XV, ne pouvant s'en prendre à la Russie, déclare la guerre à son allié, Charles VI, empereur d'Autriche. Ce fut le début de la guerre dite "de succession de Pologne". Stanislas abdique le 27 janvier 1736 et rejoint la France le 4 juin à Meudon où il réorganise sa vie, simple et joyeuse. L'empereur d'Autriche Charles VI, se trouvant dans une situation militaire délicate, offre à Louis XV de négocier un traité de paix et cède ses possessions héréditaires à sa fille unique, Marie Thérèse de Habsbourg. À cette fin, il publie un texte appelé "Pragmatique Sanction".

Une manipulation diplomatique intense

Les diplomaties des grands pays d'Europe s'activent et négocient leur accord à la Pragmatique Sanction. Après des négociations difficiles, il est convenu, le 3 octobre 1735, un accord appelé "les Préliminaires de Vienne", qui devient le "Traité de Vienne" le 28 août 1736. Le 7 janvier 1739, le roi de France met fin à la guerre en scellant officiellement la succession de la Pologne. La France convoite les duchés de Lorraine et de Bar depuis plus d'un siècle. Les troupes françaises occupent la Lorraine. Une fantastique manipulation diplomatique se met en place afin de pouvoir installer en Lorraine Stanislas qui a abdiqué officiellement du trône de Pologne. Louis XV obtient aussi que Stanislas conserve son titre de roi de Pologne, prenne, en plus, ceux de duc de Bar et de Lorraine et reçoive en viager les duchés de Lorraine et de Bar. En outre, il est convenu, qu'à la mort de leur nouveau titulaire, les duchés reviennent au roi de France. Quant au duc de Lorraine François III, il reçoit le grand-duché de Toscane.

Le duché de Lorraine avait appartenu à Léopold 1er, marié à Élisabeth Charlotte d'Orléans. En 1729, son fils François III lui succède, mais, comme il est retenu à Vienne, sa mère assure la Régence. Elle laissera la place à Stanislas en 1737.

Voltaire à Lunéville

Jean-Claude Bonnefont, professeur émérite de l'Université de Lorraine à Nancy et Secrétaire perpétuel de l'Académie de Stanislas, y a fait une conférence le 10 décembre 2010 sur Voltaire et la Lorraine et a évoqué la venue de Voltaire à Lunéville en mai-juin 1735, sous Élisabeth. "En 1734, la situation de Voltaire a beaucoup changé. Il est devenu l'amant de Madame du Châtelet et tous les deux sont allés s'installer au château de Cirey-sur-Blaise, en Champagne, mais aux confins de la Lorraine, qui est un bien de famille de Monsieur du Châtelet. Bien qu'il soit un militaire au service du roi de France, Monsieur du Châtelet appartient à une très vieille famille lorraine et, de ce fait, il a toutes ses entrées à la cour de Lunéville. S'ils ont choisi Cirey, c'est que Voltaire est sous le coup d'un mandat d'arrêt à Paris, et que, de là, il est facile d'aller se mettre à l'abri dans le duché de Lorraine, qui, à cette date, est encore indépendant. Mais Madame du Châtelet n'a pas encore définitivement choisi de vivre avec Voltaire : elle hésite entre lui et Maupertuis, qui est également son amant. Pour lui donner le temps de la réflexion, Voltaire décide d'aller passer quelques semaines à la cour de Lunéville, où règne la duchesse mère Élisabeth. Voltaire trouve à Lunéville un milieu culturel très vivant. Comme, à cette époque, il s'intéresse beaucoup à la physique, il apprécie particulièrement le cabinet d'instruments et de machines hydrauliques qui peuvent faire monter les jets d'eau à 60 pieds de hauteur (18m) qu'a créés l'ingénieur Vayringe, "simple serrurier devenu philosophe". La duchesse de Richelieu, amie de Voltaire, y fait une conférence sur Newton, au cours de laquelle elle répond victorieusement aux objections d'un père jésuite. Madame de Graffigny a réuni autour d'elle un petit groupe de jeunes hommes de lettres qui sont de fervents admirateurs de Voltaire. Il y a là François Etienne Devaux, dit Panpan, un garçon très doué, mais sans doute un peu paresseux, son ami Saint-Lambert, officier en garnison à Nancy, mais souvent présent à la cour, où il est aimé de toutes les femmes, Léopold Desmarets, officier lui aussi, et amant en titre de Madame de Graffigny. Ils sont très liés à la famille du duc de Beauvau Craon, et spécialement à l'une de ses filles, qui est devenue par son mariage marquise de Boufflers. Dans ce milieu très libre et accueillant, Voltaire va au bal, assiste à des concerts, à des représentations théâtrales ; il a même la possibilité de faire jouer ses propres pièces par la troupe de comédiens qu'on entretient à la cour.

Le 18 janvier 1737, le cardinal Fleury propose **Antoine-Martin Chaumont de la Galaizière**, beau-frère du contrôleur général Orry.

Un Roi de Pologne en Lorraine

Le 30 mars 1737, Stanislas Leszczynski et sa femme prennent congé de Louis XV à Versailles. Stanislas arrive dès le 3 avril à Lunéville.La reine le rejoint le 13.

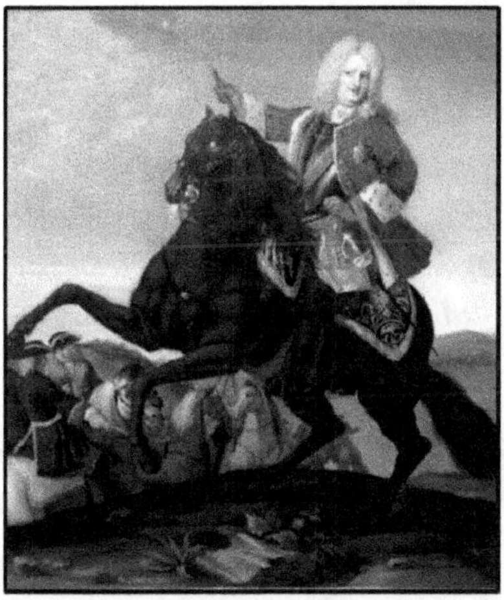

Figure 8 – Stanislas à cheval, Col. Musée du château. Photo J. Granat

Lorsque Stanislas arrive à Lunéville (fig. 8), de nombreux courtisans restent à la cour. Il va augmenter leur nombre et s'entoure d'une cour encore plus brillante. Il réunit et mène une vie fastueuse dans les châteaux des ducs de Lorraine à Lunéville, Commercy, où la duchesse Élisabeth se retire jusqu'à sa mort, entourée de quelques fidèles.

Une vie nouvelle commence pour Stanislas.

Pour la première fois, un duc de Lorraine est appelé Majesté.

Stanislas reçoit donc les titres de : roi de Pologne, duc de Bar et de Lorraine, qui lui valent une immortelle renommée.

Stanislas ne réside jamais à Nancy, il préfère habiter le château de Lunéville entièrement reconstruit par son prédécesseur Léopold qui en avait confié les travaux à l'architecte Boffrand, élève et ami du fameux Mansart (fig. 9).

Chaumont de La Galaizière remplace les administrateurs lorrains par des Français, il impose la langue française dans les actes de justice (une partie de la Lorraine parlait allemand). Les liens entre la Lorraine et la France sont très forts.

Jean-Pierre Carciofi, spécialiste de Lunéville, dit : "*Suite à l'incendie dévastateur de 1719, le château a été entièrement reconstruit. Stanislas, en réalité, n'y fit que des travaux* d'*aménagements internes, et, surtout, il fit ériger dans les jardins dits les Bosquets des constructions éphémères et fantaisistes du type "fabriques exotiques" pour épater ses visiteurs et donner libre cours à ses fantaisies de constructions exotiques, lui qui avait été prisonnier des Turcs à Bender*".

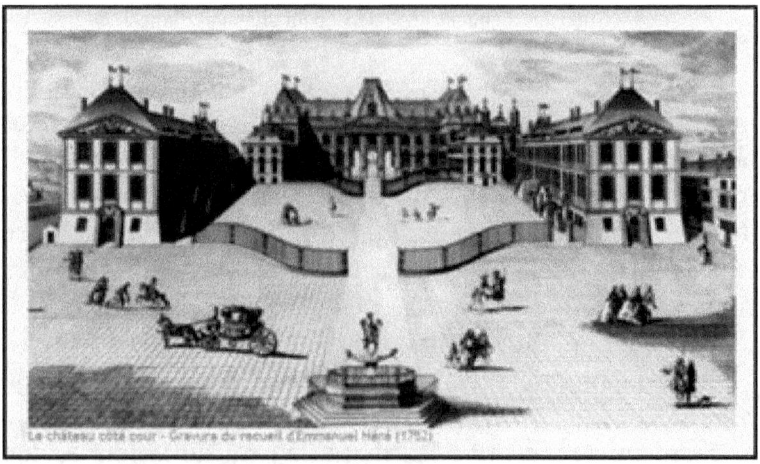

Figure 9 - Château de Lunéville côté cour. Gravure du recueil d'Emmanuel Héré (1752). Musée de Lunéville. Autorisation

Ce château a brûlé sept fois depuis 1719. Stanislas fait installer, dans le rocher, des scènes de la vie où se meuvent des automates.

Jeanne-Antoinette Poisson, future marquise de Pompadour

Jeanne-Antoinette Poisson, qui deviendra ''favorite du roi de France'', fit un séjour à Lunéville et donne ses impressions sur cette cour. Elle est née en 1721. Son père est contraint de s'exiler et elle est élevée par sa mère et son parrain, Jean Pâris, marquis de Brunoy, seigneur de Villers et de Marigny.

En janvier 1730, madame Poisson reprend sa fille avec elle à Paris. Jeanne-Antoinette reçoit alors une éducation soignée et l'enseignement des arts d'agrément, tels que le dessin, la musique, la peinture, la gravure, la danse, des cours de chant et de déclamation. Dans ce cadre, elle découvre le salon littéraire de madame de Tencin, une amie de sa mère. C'est dans ce cercle que la jeune fille apprend l'art de la conversation et les valeurs de l'esprit. Dame de la bourgeoisie française, elle reçoit une excellente éducation.

En 1739, avec sa mère, elles doivent déménager pour le boulevard St Germain. Elles ont horreur des déménagements.

À cette époque, toutes les gazettes font l'éloge du roi de Pologne, beau-père du roi Louis XV, qui vient d'aménager à Lunéville un château magnifique sur le plan du palais de Versailles. Le voyage en Lorraine est devenu fort à la mode. Monsieur Pâris demande à son ami, Antoine-Martin Chaumont de la Galaizière, intendant de Lorraine, de les inviter. Elles profitent de ses offres pour aller passer en Lorraine le temps nécessaire à préparer leur nouvelle habitation.

Dans ses Mémoires parus en 1830, elle décrit son séjour en détail. Vu sa beauté et son esprit, Jeanne, qui a 18 ans, est très appréciée et remarquée à la cour de Stanislas, très fréquentée par des hôtes de marque : Voltaire, Montesquieu, le président Hénault, le philosophe Helvétius, le géomètre Maupertuis et La Condamine. Elle attire les regards et rend jalouses des dames de la cour. Elle se plaît dans ce milieu et commence à rêver d'être présentée au roi Louis XV à Versailles.

Stanislas encourage en Lorraine l'artisanat de la faïence de luxe appelée porcelaine opaque. Certaines faïenceries produisent des figurines et les statuettes en terre de Lorraine du sculpteur Paul-Louis Cyfflé acquièrent une réputation mondiale. Son déménagement terminé, Jeanne-Antoinette Poisson rentre à Paris en 1740, mais se promet de revenir.

Eric Moinet (2005), Directeur du Musée lorrain (Nancy), souligne : "*Il aurait pu dépenser en plaisirs futiles les subsides que lui allouait son royal genre. Il a su au contraire faire le meilleur usage de cet argent. Il a créé la Bibliothèque royale et l'Académie des sciences, construit la place Stanislas, qu'on appelait Royale en l'honneur de Louis XV, et la plus jolie place qui soit, la place d'Alliance, juste à côté de là où il y avait un potager, et des châteaux comme Chanteheux, ou La Malgrange, ou encore Einville-au-Jard, que le roi rasa pour effacer toute velléité d'indépendance de la Lorraine à sa mort*".

Les châteaux de Stanislas à Lunéville (fig. 10)

Les châteaux lorrains de Stanislas sont de petits Versailles, mais sans l'étiquette, la pression, les ragots de la cour. Ils ont été détruits à la mort de Stanislas.

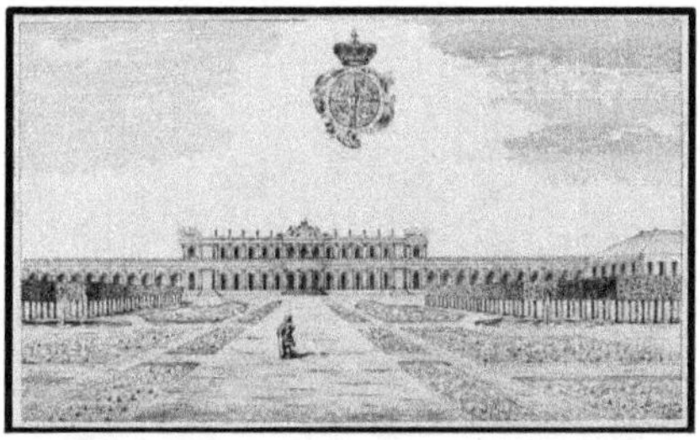

La Malgrange vue du jardin des goulottes. Petit château de campagne, confortable, décoré très simplement

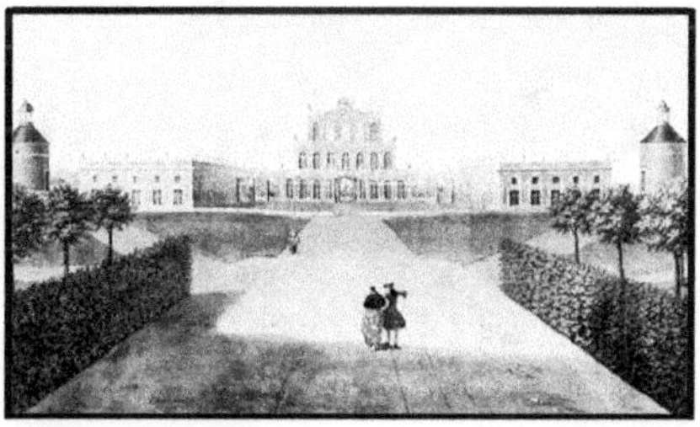

Héré fait construire pour Stanislas le château royal de Chanteheux, en 1739, pour faire face au château de Lunéville. (D'après Andre Joly, modifié, *in* Stanislas, Prince des lumières. J.Bolut *et al.* 2016.)

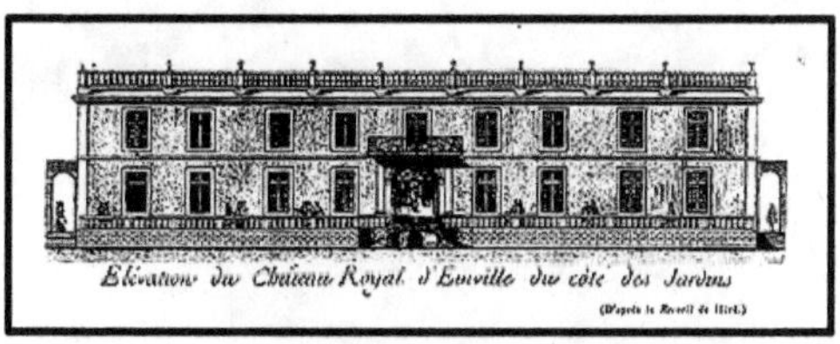
Élévation du Château Royal d'Einville du côté des Jardins

Château de Einville par Héré

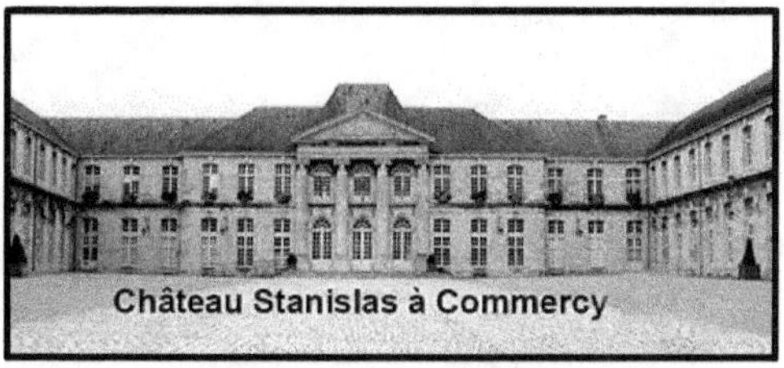
Château Stanislas à Commercy

Château de Commercy
Figure 10 – Les quatre châteaux où Stanislas aimait se rendre.

CHAPITRE II

Le XVIIIe siècle, siècle des Lumières en France

Le XVIIIe siècle européen, considéré comme celui des "Lumières", débute classiquement à la mort de Louis XIV, en 1715, et se termine en 1789, à la Révolution française. Promouvoir les connaissances est très vite l'objectif des Lumières pour lutter contre l'obscurantisme ambiant.

La France est au centre d'un bouillonnement intellectuel très important, qui s'intensifie à Paris au sein des Académies françaises, des Beaux-Arts, des sciences et de médecine, et des institutions comme le Collège de France, la Sorbonne et les Arts et Métiers. Des savants y élaborent des mouvements nouveaux. La médecine se développe. Le Jardin des plantes médicinales, dit "Jardin du Roy", prend un essor particulier sous la gouvernance de Buffon qui y accueille le squelette de Bébé en 1767.

Dans leurs "salons", certaines femmes de la noblesse organisent des réunions savantes, instaurant ainsi un espace d'expression aux nouvelles idées, notamment des Encyclopédistes, et favorisent leur diffusion par l'abondante correspondance qu'elles entretiennent avec l'Europe.

La médecine en France et au château de Lunéville

À Lunéville, un chirurgien lorrain, Nicolas Saucerotte, passe deux fois par semaine. Deux médecins sont attachés à la cour. L'un, Casten Rönnow, est le premier médecin du roi, l'autre, Jean-Christophe Kast, ne quitte pas la reine. Ils ne dépendent pas de la faculté de médecine. Le roi est libre de choisir ses médecins. Nous reproduisons quelques passages de l'article de Serge Husson avec son accord, qui montre bien le rôle du médecin. (2016, Communication personnelle avec autorisation): "George-Christophe Kast est un savant-médecin. Il a connu le roi Stanislas à Wissembourg avant 1725 et l'a suivi à Chambord puis à Lunéville après 1737. Il devient le médecin de famille de Stanislas et de ses proches dès 1719. En 1725, quelques semaines avant le mariage de Marie Leszczynska avec Louis XV, il est associé aux témoignages demandés par le duc de Bourbon pour dissiper les inquiétudes et les rumeurs sur la santé de Marie. Il déclare, à cette occasion, "que, depuis deux ans qu'il a l'honneur d'être à la cour, Marie Leszczynska n'a eu d'autres maladies que quelques accès de fièvre intermittente en deux différentes saisons, qui ont été terminés chaque fois par une légère purgation et un régime". Il ajoute que "la princesse est parfaitement réglée, ses règles d'une louable couleur et ne durant qu'autant qu'il est nécessaire". Son témoignage et celui de deux autres médecins envoyés par le duc lèvent les derniers doutes qui pesaient encore sur le "mariage polonais".

Le roi n'oublie jamais ceux qui l'ont servi ou aidé. Après son aventure polonaise et prussienne, il l'appelle auprès de lui dès son arrivée à Lunéville en 1737, en tant que nouveau duc de Lorraine. Il en fait officiellement le premier médecin de son épouse, Catherine Opalinska. Cette position privilégiée lui permet de s'adonner à ses différentes passions ; il n'y a pas que la médecine ; il s'intéresse à la chimie, la botanique, la minéralogie et même la géologie. De ce point de vue, il est représentatif des "esprits universels du XVIIIe siècle et de l'époque de l'Encyclopédie de Diderot et d'Alembert". A la mort de la reine, Stanislas en fait son médecin, comme son collègue Casten Rönnow, luthérien comme lui. Avec ce dernier et le docteur Charles Bagard, il participe à la création du Collège royal de médecine de Nancy en 1752, fondement de la future faculté de médecine de Nancy, après avoir persuadé Stanislas de l'intérêt d'un tel collège. C'est l'actuel Musée des Beaux-Arts de Nancy. La police sanitaire dépend alors du lieutenant général de police de Nancy, mais ce dernier a besoin du feu vert des trois médecins de Stanislas, qui constituent une sorte de ministère de la Santé, pour certaines décisions comme celles concernant l'apothicairerie. Un exemple curieux nous est donné de ce fonctionnement. C'est ainsi qu'un remède miracle lunévillois, "l'onguent Durup", appelé "Don de Dieu", composé par le sieur Durup, bourgeois de Lunéville, qui guérit toutes sortes de plaies, est autorisé par le lieutenant -général de police, avec l'approbation des médecins du roi, en février 1750. Entre-temps, en 1746, Kast se rend à Champenay, près de Plaine, dans la principauté de Salm, où il a le privilège de pratiquer le premier examen de Nicolas Ferry, le nain qu'on allait appeler "Bébé", alors qu'il n'a pas tout à fait cinq ans. Kast lui trouve une taille de 22 pouces, un peu moins de 60 cm, et un poids d'un peu plus de 5 kilos. Il estime, à tort, qu'il est improbable qu'il grandisse encore. En fait, Bébé atteindra 33 pouces ou 89 cm à l'âge adulte. Revenu à Lunéville, Kast rend compte à Stanislas de ses observations et le roi ordonne que Nicolas Ferry soit amené à la cour de Lunéville sans délai, cour qu'il ne quittera plus. Il ne soigne pas seulement Catherine Opalinska et Stanislas, si l'on en croit son contemporain

Jean-Baptiste Durival, historien français, qui écrit que le docteur strasbourgeois est un excellent médecin qui s'empresse de donner à la classe indigente de préférence ses soins les plus tendres et désintéressés. Il crée un jardin botanique rue d'Allemagne (rue de Lorraine aujourd'hui) et y rassemble beaucoup de plantes rares. Il n'y a alors qu'un seul autre jardin botanique dans la région, à la faculté de médecine de Pont-à-Mousson.

Il n'est donc pas étonnant que figurent des plantes dans sa pharmacopée ; il est célèbre alors pour l'intérêt qu'il porte à l'arnica ; il l'utilise comme sternutatoire dans des cas de maladies respiratoires. Minéralogiste distingué pour l'époque, il parcourt toutes les Vosges et les eaux de Bains lui doivent leur restauration. En effet, son souci de la botanique et de la minéralogie l'amène naturellement à parcourir les Vosges. La vogue, que connaissent les eaux de Bains-lès-Bains (Bains, à l'époque) durant la seconde moitié du XVIIIe siècle, est due principalement à Kast, qui, après avoir apprécié par lui-même les heureux effets des eaux de Bains, s'efforce de les mettre en valeur et de leur assurer un avenir brillant. Pour cela, il obtient en 1750 l'autorisation de faire des fouilles qui permettent de capter la source du Bain Casquin et de bâtir un bâtiment accueillant la source et un bassin. Le succès est assuré alors par les médecins de Stanislas qui proclament officiellement l'intérêt des eaux de Bains, qu'ils estiment supérieures aux eaux de Plombières. Sur place, on trouve alors le Petit Traité des Eaux minérales qu'il a rédigé. Kast tombe malade, son collègue Rönnow constate son décès le 13 décembre 1754. Comme il est protestant luthérien, son décès ne peut être enregistré à Lunéville et il ne peut être inhumé en terre française ou sous domination française. Stanislas charge Jean Feltz, écuyer et maréchal des logis de sa cour, de transporter le corps de son médecin à Sainte-Marie-aux-Mines, côté Alsace, où le pasteur luthérien de Sainte-Marie, Jean-Michel Wild, pourra procéder à l'inhumation.(*Inédit, paru en entier en décembre 2016, dans la Nouvelle Revue Lorraine fondée par Jean-Marie Cuny).*

Rappels sur la condition de la médecine en France à cette époque

Elle se faisait selon l'enseignement d'Hippocrate et de Galien [Claude Galien (129-201 AD[3])]. Elle était officielle. Pour guérir, on administre des remèdes à base d'herbes, vendus par des épiciers-apothicaires. La chirurgie et la médecine sont totalement séparées.

À cette époque, la médecine est enseignée en latin. La Faculté de médecine est sous la dépendance de l'Université. La chirurgie est enseignée par des barbiers-chirurgiens qui officient à Paris, dans l'église Saint-Côme, rue de l'École- de- Médecine. Ils sont regroupés dans l'Académie de Chirurgie de Saint -Côme et sont rattachés aux "Arts et métiers".

Le médecin suisse protestant, Paracelse (1493- 1541), a combattu cette médecine galiéniste. Il faut fabriquer des médicaments chimiques adaptés aux maladies (premier médicament fabriqué chimiquement "la quinine" 1820).

Cette **"iatrochimie"** n'était pas reconnue par la Faculté de médecine. Les adeptes de Paracelse sont nombreux en Europe, en Lorraine, mais pas en France, fidèle à Galien. En 1543, Vésale, chirurgien belge, montre des erreurs chez Galien.

Henri IV prend comme premier médecin Jean Ribit de la Rivière, médecin suisse, protestant, partisan de Paracelse. En 1593, il fonde à Montpellier **le premier Jardin botanique**. Vers 1614, William Davidson, ardent défenseur des idées de Paracelse, vient d'Écosse en France

[3] AD: Anno Domino, après Jésus-Christ.

et devient Docteur en médecine à Montpellier. En 1647, il est chargé, au Jardin de Paris, du premier cours officiel de chimie, donné en France.

Le Jardin des Plantes de Paris

En 1616, Louis XIII prend comme médecin Guy de la Brosse, iatrochimiste. Il pousse le roi à fonder un jardin botanique royal, pour rechercher des médicaments spécifiques, sans recours aux apothicaires. **La Faculté de médecine s'y oppose fortement**[4].

En 1626, paraît l'édit de la fondation du Jardin royal des plantes médicinales de Paris.

En 1633, un terrain est acheté autour de la butte Coypeau et près de l'Abbaye St. Victor (fig. 11).

En mai 1635, le Jardin royal des plantes médicinales prend naissance. Guy de La Brosse en est le premier intendant.

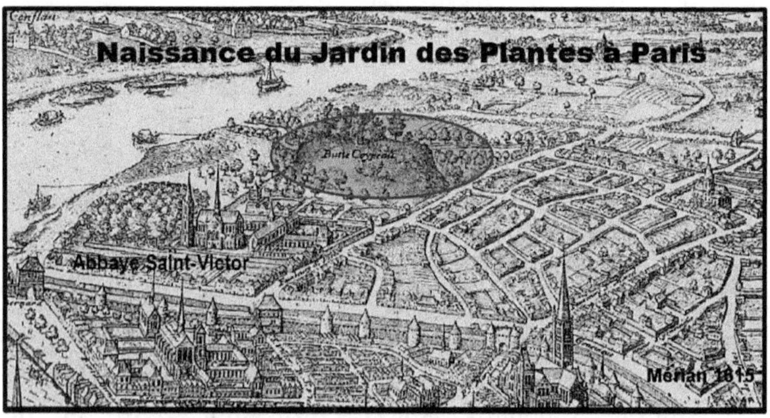

Figure 11 - La butte Coypeau. Plan de Mérian 1615

[4] Vers 1600, Nicolas Houel, épicier, maître apothicaire, installa à Paris le premier jardin botanique d'herbes médicinales de Paris, le "jardin des Apothicaires », totalement indépendant du Jardin des Plantes. En 1624, une école d'apothicaires formera les futurs pharmaciens.

Le jardin du roi devient l'une des institutions françaises les plus influentes en chimie et en médecine et est à l'origine de la médecine moderne.

En 1673, Guy Cressent Fagon devient premier médecin du roi Louis XIV et surintendant du Jardin royal où il enseigne depuis 1665. Son administration est admirable. Fagon est l'un des premiers à reconnaître l'efficacité du quinquina rapporté du Pérou par les Jésuites. Il s'adjoint Joseph Pitton de Tournefort, médecin, botaniste célèbre. Tournefort organise les serres et, en 1700, il part au Levant afin d'étudier tout ce qui concerne la médecine et l'histoire naturelle. Fagon rédige un mémoire sur "les Qualités du Quinquina" (1703) qui fait tomber la fièvre. Avec du quinquina, Fagon soigne Louis XIV. Le premier, il évoque les dangers du tabac sur la santé. Il officialise l'enseignement de la chimie.

En 1709, il recrute Antoine de Jussieu, médecin et botaniste, et le nomme professeur de botanique. Jussieu poursuit en parallèle sa carrière de médecin.

Pendant 80 ans, le Jardin royal des plantes médicinales sera dirigé par des médecins (jusqu'en 1718) avec pour but de former les médecins à la pratique de la botanique et leur donner une connaissance expérimentale réelle. L'enseignement se fait en français et non en latin.

Le **café**, boisson connue depuis très longtemps en Orient pour ses vertus médicinales, était récolté sur des arbres sauvages. En 1669, le café est vendu à Paris, foire Saint-Germain, par un Sicilien, Francesco Procopio, dit "Procope". En 1689, il ouvre un café, "le Procope", au 14 rue des Fossés Saint-Germain, en face de la Comédie française. Le premier café littéraire du monde est né grâce au café. Le café est importé d'Orient. Les Européens tentent de capturer l'arbre mais toutes les tentatives de le faire pousser échouent. En 1714, le Jardin obtient un plant de café donné à Louis XIV, en présent, par la Hollande, et Jussieu le fait prospérer. C'est un succès européen, grâce au Jardin des plantes et à ses serres. En 1718, Pierre Chirac succède à Fagon. **Le Jardin cesse d'être uniquement à vocation médicale.** La surintendance n'est plus liée à la charge de médecin du roi. En 1720, il missionne son ami, le capitaine de Clieu, de passage en France, de transporter des plants de café en Martinique. La traversée est dure, un seul plant est sauvé. Il s'acclimate et prospère aux Antilles et en Guyane. Il est l'ancêtre de tous les caféiers (anciens) cultivés en Amérique.

En 1729, le cabinet des drogues devient le cabinet d'histoire naturelle. En 1732, Charles François de Cisternay du Fay désigne Bernard de Jussieu à la garde du Cabinet du roi. (fig. 12). La culture des plantes nouvelles est toujours la préoccupation du Jardin.

Georges-Louis Leclerc, comte de Buffon

À Montbard, en 1717, un garçon de 10 ans fait un héritage qui lui permet d'acheter la terre de Buffon et les droits seigneuriaux y attenants. Il devient noble de robe, Georges-Louis Leclerc, comte de Buffon.

En 1732, âgé de 25 ans, il part à Paris où il poursuit des travaux en physique, chimie, botanique et agronomie.

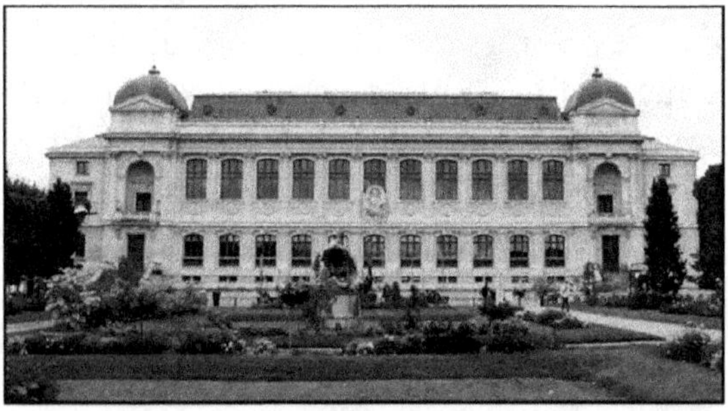

Figure 12 - Jardin des Plantes de Paris. Cliché J. Granat

Il côtoie les savants les plus réputés, fréquente les salons littéraires, scientifiques et philosophiques. Buffon sait se faire des amis. Au Procope, il joue aux échecs. En 1734, Louis XV le choisit pour entrer à l'Académie des Sciences. Sa renommée grandit.

Être membre de l'Académie est signe de réussite intellectuelle.

En 1739, (à l'âge de 32 ans), le comte de Buffon devient intendant du Jardin du roi. Il y restera 50 ans et commence à Montbard la rédaction de "L'Histoire Naturelle".

Pendant les 50 ans de son" règne" sur le Jardin, il en fait un haut lieu d'enseignement et de culture. Il le modifie, l'agrandit, l'embellit avec l'aide de son ami, l'architecte Edme Verniquet, qu'il a fait venir de Bourgogne.

En 1740, une dent "*d'une grosseur considérabl*e" est rapportée du Canada.

À partir de cette dent, Buffon lance l'idée "d'espèces disparues, d'espèces fossiles" (fig. 13). Un dessin est publié en 1756. La dent semble égarée, personne n'en parle plus. Elle a été retrouvée, mal rangée.

En 1806, Cuvier l'appelle "mastodonte" et dit qu'avec une seule dent il refait tout l'animal.

En 1744, Buffon est nommé Secrétaire perpétuel de l'Académie des sciences et, en 1745, il fait venir de Montbard son ami le médecin Louis Jean-Marie D'Aubenton, dit Daubenton, qui participe à la rédaction de « L'Histoire Naturelle ». Il met le Cabinet d'histoire naturelle sous son autorité.

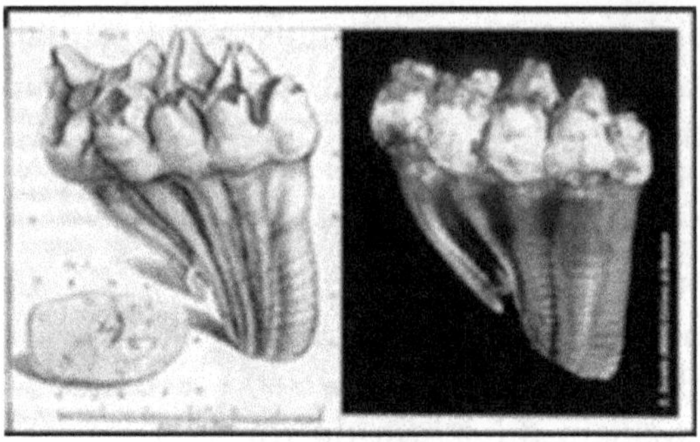

Figure 13 - Dent de Mastodonte. .Cliché MNHN

En 1749, Buffon publie le premier tome de son "Histoire naturelle, générale et particulière, avec la description du Cabinet du Roy", il y en aura trente-six. Buffon est aussi en relation permanente avec Charles Sonnini, naturaliste français, dont le père est conseiller du roi de Pologne. Buffon est tenu au courant de la vie à Lunéville. Buffon nomme Sonnini correspondant du Cabinet d'histoire naturelle pour l'ornithologie.

En 1753, Buffon est élu à l 'Académie française.

Il entretient une correspondance avec de nombreux pays pour recevoir des objets de curiosité. Les professeurs qu'il choisit sont membres de l'Académie des sciences.

En 1771, Buffon abandonne son logement de fonction situé dans le château pour y loger méthodiquement les collections dans quatre salles. Le cabinet est ouvert au public deux jours par semaine. Il achète une petite maison pour l'intendance, à l'est du château. Cette maison devient la Maison Buffon où il habita. Il y mourra en 1788. Cette maison existe toujours.

CHAPITRE III

Nicolas Ferry

“Bébé”, ce nain vosgien, est décrit dans plusieurs discours académiques, par exemple, par le naturaliste Buffon dans son « Histoire naturelle » (1749-1789 ; 36 volumes), par le philosophe Diderot dans l’Encyclopédie (1751-1772 ; 17 volumes de texte et 11 volumes de planches) et par l’anatomiste Morand dans son discours à l’Académie des Sciences (1764). Il est mentionné dans les lettres des courtisans ayant fréquenté Lunéville. Il est aussi connu dans les campagnes lorraines et notre corpus comprend aussi des récits populaires recueillis aux XVIIIe et XIXe siècles dans les Vosges, chez les villageois de son lieu de naissance, Champenay, et Plaine. Enfin, Bébé reste présent dans la mémoire collective par les tableaux, les sculptures, le "jeu du Nain Bébé" devenu "Jeu du Nain jaune", par les faïences de Lunéville qui le représentent et par les jeux de cartes comme celui réalisé vers 1900 par la Maison Grimaud, en hommage à Stanislas où Bébé figure le joker.

Du corps de Nicolas Ferry subsiste son squelette dont nous conduisons l’étude scientifique par la méthodologie de la biométrie humaine actuelle. Ce squelette est une pièce exceptionnelle, unique, qui a participé à la renommée de Bébé après sa mort.

C'est cette histoire extraordinaire que nous retraçons dans cet ouvrage d'après les écrits recueillis, auxquels seront faits des emprunts, avec autorisation, et publiés afin de bien cerner sa vie.

La principauté de Salm

Au début du 18ème siècle, existe un petit Etat du Saint Empire romain germanique, la principauté de Salm, situé au sud-est de la Lorraine. Elle sera annexée à la Lorraine puis à la République française en 1793. Elle est entourée par l'Alsace à l'est et la Lorraine à l'ouest. La principauté a 5 lieues (24 km) de l'est à l'ouest et 4,5 lieues (22 km) du nord au sud. Une trentaine de localités, villages et hameaux, avec une population d'environ 10 000 habitants, la composent. Senones en est la capitale, la résidence du prince et le siège de l'administration. Deux villages, Plaine et Champenay, vont nous intéresser (fig. 14).

Jean-Baptiste Durival écrit : "*Le sol de la principauté ne produit que du seigle, de l'avoine, du sarrasin, de l'orge, des pommes de terre et un peu de froment ; beaucoup de chanvre et de lin. Le pays est coupé de tertres, de collines, de monticules, entrecoupé d'élévations isolées. Les forêts sont en partie de sapins.*

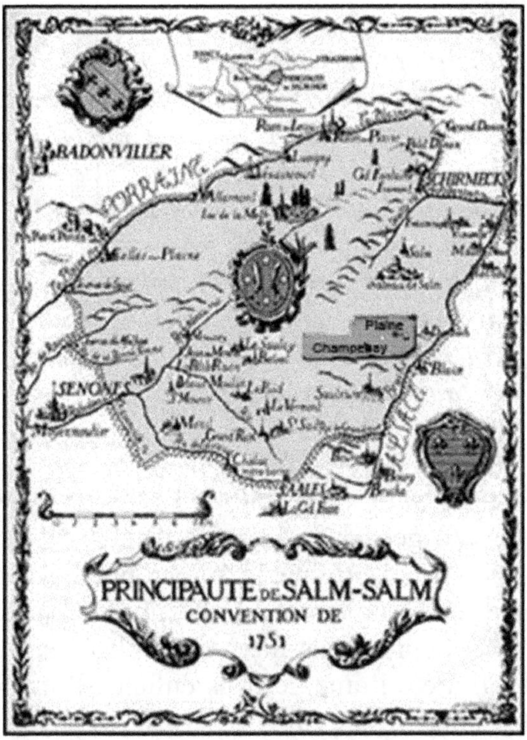

Figure 14 - Carte de la principauté de Salm avec l'aimable autorisation des administrateurs du site concernant le château de Salm.

Il y a beaucoup d'arbres à fruits et surtout des cerisiers. On y fait une chaux grise qui rend les murs très solides".

Le docteur Richard (1933) raconte : "*À Champenay, hameau de la commune de Plaine, dans la principauté de Salm, l'hiver de 1739 avait été particulièrement pénible et long. Pendant toute l'année 1741, les grains avaient atteint dans la région lorraine des prix inconnus jusque-là. Il y eut même des émeutes à Lunéville, à Einville, à Vézelise, à Dieuze, pour empêcher la sortie des blés vers le Barrois, encore plus éprouvé par la disette. La fin de l'automne de 1741 faisait prévoir un dur hiver. À*

Champenay, entre toutes les maisons du hameau, il en est une où cette crainte du lendemain se fait particulièrement sentir. Un jeune ménage l'habite, composé de Jean Ferry, cultivateur, voire charron, et d'Anne Baron, son épouse légitime, alors âgée de trente-cinq ans. Aux difficultés de l'heure présente, s'ajoute pour eux le souci de la venue prochaine d'un premier enfant ; encore quelques voisines, expertes en la matière, en doutent-elles, Anne Ferry n'ayant rien perdu de la sveltesse de sa taille" "Antoine Sébastien Guerrier" (1741–1844), enseignant à Lunéville confirme ces faits (Annales de Lunéville).

Naissance de Nicolas Ferry et ses premières années

Dans les Vosges, dans la principauté de Salm, située entre l'Alsace et la Lorraine, le 14 octobre 1741, mais plus certainement le 11 novembre 1741, une paysanne pauvre, Anne Baron, donne naissance à Nicolas Ferry, un être minuscule. Il a été l'aîné de trois enfants, il est long d'un empan et 2 doigts (soit entre 20 et 21cm), selon l'énoncé de son oncle qui est le parrain, ce qui peut être évalué entre 8 et 9 pouces ; il pèse 12 onces, voire 15 ou 3 quarterons, soit 367g, voire 425g. **Nicolas Ferry est un nain.**

À cette époque, aux portes de la France, les nains sont passés de mode et interdits à la cour.

Il suscite l'intérêt de tous les villageois du voisinage. Il aurait pu rester chez lui, anonyme, et, la curiosité passée, être oublié. Il en a été tout autrement. Pourquoi ? Qui est-il ?

Un faisceau de circonstances rend Nicolas Ferry, montagnard lorrain, célèbre en France et en dehors des frontières, sous le surnom de "Bébé". Sa notoriété acquise, au siècle des Lumières, persiste jusqu'à nos jours. C'est avec lui que le nom "Bébé" entre dans la langue française, en tant que nom propre au XVIIIe siècle. Bébé ne deviendra un nom commun pour désigner tous les nouveau-nés qu'au XIXe siècle. Il est le sujet de nombreux récits populaires et le centre de nombreux contes qui nous sont parvenus et qui témoignent de sa célébrité. Les anecdotes observées du temps de son vivant sont légion. Il a fait l'objet de nombreux récits.

Il se retrouve, par des concours de circonstances aléatoires, au centre des Lumières. De nombreuses personnalités viennent le voir, à Lunéville, s'intéressent à lui.

Il y a d'autres nains ailleurs, mais où sont-ils, qui les connaît ?

Son histoire passionnante explique pourquoi ce petit personnage a tellement intéressé son entourage et les savants, dont les médecins d'hier et d'aujourd'hui.

N'était l'exiguïté de sa taille, il apparaît bien conformé, bien proportionné et la délicatesse de ses formes lui donne de la grâce. "Un vrai petit Jésus" s'écrient les voisines accourues, et celles-ci ne manquent pas d'attribuer la petitesse du nouveau-né aux longues stations de la mère devant l'Enfant de la crèche qui se trouve dans l'église de Plaine.

En dépit des prévisions pessimistes, celui-ci paraît bien déterminé à vivre. Il crie d'une voix menue, "aussi faible que le cri d'une souris", mais il crie. C'est bien autre chose quand on essaie de le mettre au sein ; on s'aperçoit que l'enfant a la bouche trop petite pour pouvoir téter et, pendant plus de vingt-quatre heures, il ne peut rien prendre.

Heureusement, quelqu'un a l'heureuse idée de lui donner, dans un petit vase à bec, quelques gouttes de lait de chèvre chaque jour.

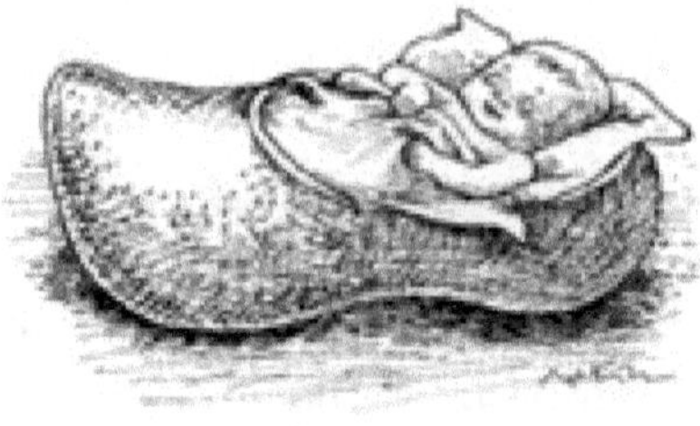

Figure 15 - Nicolas Ferry dans son lit

Il n'est pas de berceau prêt pour un si petit être. Son père a l'idée de garnir de laine de mouton un sabot de bois neuf et il y installe douillettement le tout-petit (fig. 15). Contrairement à l'usage des campagnes vosgiennes, il n'est pas question de porter de suite l'enfant sur les fonts baptismaux.

Le curé de Plaine, lui-même, Sébastien Pelletier, conseille de retarder la cérémonie. Pendant les premières semaines, deux ou trois coquilles de lait suffisent à apaiser "*Petit rat*", comme l'appelle sa mère.

Un nain dans un village, ce n'est pas courant. Deux jours après la naissance de Nicolas, la maison est assiégée de visiteurs et bien plus encore de visiteuses, comme le dit une vieille chronique du pays. Deux jours après la naissance, on s'occupe, à la grande satisfaction de l'heureuse mère, du baptême de son premier-né. Mais quelle déception, voilà que les objets composant la layette, et qui ont été préparés soit par les soins de la marraine, soit par ceux du parrain, parent de l'accouchée, sont, sans exagération, quatre ou cinq fois trop grands ; et, dans la joie où l'on était de la naissance de cet enfant, on n'avait pas songé qu'il pouvait tenir tout entier dans un des petits bonnets enrubannés par la marraine. Une voisine, habile à manier l'aiguille, prend facilement son parti, et, en deux tours de main, vous fait une demi-douzaine de bonnets dans les proportions voulues. Le parrain avait glissé dans la layette, aussitôt qu'il eut appris que c'était un garçon, une jolie petite culotte verte et rose, car il voulait que son filleul prenne son rang le plus tôt possible parmi les hommes, en portant, comme il disait très sérieusement, ce vêtement qui ennoblit l'homme. Il se console en disant : Petit homme devient grand, et nous verrons plus tard.

Le baptême de Nicolas

Le 14 novembre 1741, Nicolas Ferry est baptisé, comme l'indique l'acte de baptême.

Le bon papa Ferry, le grand-père paternel, le grand-père maternel, le parrain, la marraine, les parents, les amis, tout le monde est prêt. Chacun a revêtu ses habits de fête, les rubans volent au gré du vent.

La cloche sonne.

Le poupon est en grande pompe transporté à l'église de Plaine. Le cortège dans toute sa splendeur se met en marche (fig. 16).

Nicolas, porté par la sage-femme du pays sur un plat (de petite dimension s'entend) garni du lin le plus doux que l'on avait pu trouver dans toute la commune. On arrive dans l'église et chacun entoure les fonts baptismaux.

Monsieur le curé avait donné ordre que l'on allumât le cierge réservé aux circonstances extraordinaires.

Mais, dit monsieur le curé, où est donc le nouveau-né ? Oublié ? Mais pas du tout, dit la sage-femme ; tenez, le voici, regardez plutôt. Ah ! Oui, je l'aperçois. Mais il n'est pas gros, j'oserais même dire qu'il est assez petit. C'est égal, mes bons amis, Dieu ne juge pas ses créatures à la taille et au poids, comme on le fait trop souvent sur cette terre.

Dieu accueille tous ses enfants, gros, grands ou petits, laids ou beaux ; c'est par leur âme et leurs actions qu'il les juge, croyez-le bien, mes bons amis.

En définitive, on procéda au sacrement du baptême, et l'enfant fut prénommé Nicolas. Le bon curé, sans cérémonie et sur les lieux mêmes, fut invité au repas du baptême, et, sur les lieux mêmes et sans cérémonie, il accepte. En un instant, il se défit des insignes qu'il avait revêtus, et, placé au centre de ces braves gens, il se rendit à la maison paternelle, à Champenay, où un bon feu et un bon dîner, deux choses qui se font valoir l'une par l'autre, surtout vers la fin de novembre, attendaient les convives.

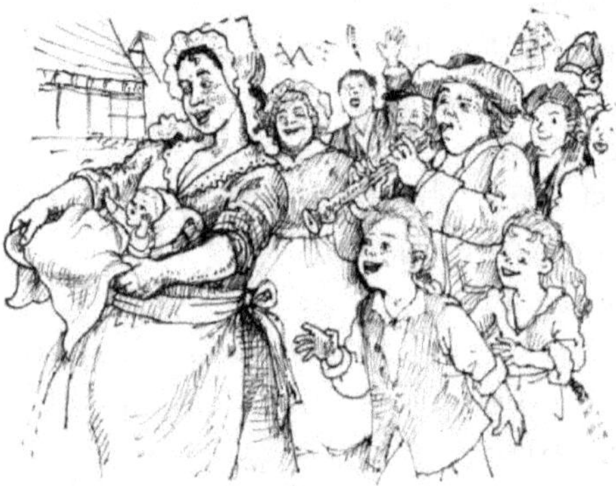

Figure 16 - © En route pour l'église. ©Avi Katz 2017

Chacun prend place au banquet, où l'on remarque un jambon qui embaume de ses lauriers et surtout de son divin fumet le modeste et campagnard cénacle. Monsieur le curé est placé entre la marraine, et une charmante voisine. Le parrain, en pointe de gaieté, verse à boire. La marraine s'esquive de table, non sans que Monsieur le curé s'en aperçoive, c'était elle qui le servait ; elle se rend dans la chambre de l'accouchée, et là, s'empare d'un des sabots neufs du grand-père maternel du nouveau-né, le garnit de lin, y couche notre petit nain, prend le susdit sabot par la pointe avec le pouce et l'index seulement, rentre dans la salle du festin et s'écrie ;

Voilà monsieur Nicolas couché dans son lit (fig. 17). Voyez, dit-elle, en montrant la partie recouverte du sabot, il aura toujours ou les pieds ou la tête à l'abri d'un coup de vent. Convenez-en,

Monsieur le curé, que ce berceau est une merveilleuse invention pour un homme de cette taille. Et, sur ce, elle le pose au beau milieu de la table.

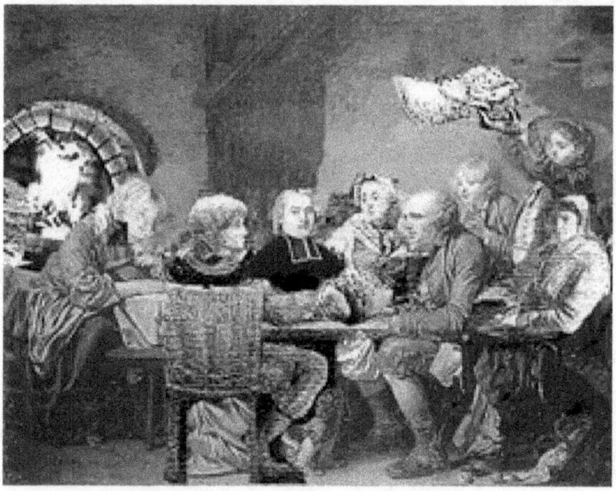

Figure 17 - Montage à partir de plusieurs tableaux libres de droits

Monsieur le curé, dans l'excès de sa joie, lui donne, non pas sa bénédiction, c'était trop peu pour un jour pareil, mais ses bénédictions, ce qui était plus en harmonie avec la situation. Là-dessus, le parrain se lève et propose un toast général à la santé et à la prospérité du nouveau-né. Un vieux vétéran bien plus que centenaire, et faisant encore partie de la garde sédentaire de Paris, lequel fut garde du corps du roi Stanislas, et qui a connu Bébé, nous affirme que le bon curé, les veines du front toutes gonflées par le plaisir, s'est levé aussi et a crié, deux ou trois fois, bravo ! bravo ! Ainsi se termina ce repas de baptême. Nicolas Ferry, au milieu de ses braves parents, simples cultivateurs, grandit à l'ombre des baisers de sa mère et des caresses de tout le monde, sans excepter celles de monsieur le curé.

Deux mois plus tard, Nicolas attrape la petite vérole ((la variole) qui règne dans le pays. Contre toute attente, il en réchappe, sans autre médication que le lait de sa chèvre, qu'il tète même maintenant. De cette maladie, il ne lui resta qu'une cicatrice blanche et large, placée au milieu du front, et quelques autres marques plus petites, disséminées sur le reste du corps.

Il vécut contre toute espérance, se fortifie de jour en jour. Il montre une vivacité singulière. Dans son dixième mois, il se tient debout, se soutient sur ses petites jambes et commence à marcher seul. Avant l'année révolue, il marche, non pas dans la chambre, car on craint de l'y perdre en quelque sorte, et l'on redoute trop les accidents ; mais il court comme un écureuil, et prend ses ébats le long d'un grand galetas que l'on a arrangé à son usage.

Pour fêter ce geste, le père et la mère commandent, pour Nicolas, une paire de souliers dont la longueur est de dix-huit lignes, soit un peu moins de 4 centimètres.

Les mois succèdent aux mois sans qu'aucune modification sensible ne survienne dans l'état du petit Nicolas. Il grandit, de façon si lente et régulière.

Ce n'est qu'à dix-huit mois que l'enfant articule quelques mots de patois.

Aucun chroniqueur n'est plus là pour certifier l'exactitude des faits, mais ils se répéteront de bouche à oreille, avant de franchir les siècles, et ils semblent crédibles.

Dès lors, une nouvelle vie commence pour l'enfant et son horizon s'élargit singulièrement ; bientôt, il peut profiter de l'immense domaine que constituent pour lui la courette et le jardin ; il y retrouve la bonne chèvre, sa nourrice, qui le suit docilement et répond à tous ses appels. Peut-être l'appelle-t-il Bè-Bè ou Bé-Bé. La bergerie familiale comprend en outre un mouton à la toison duquel le petit s'accroche pour se faire traîner et aussi une oie qui lui est absolument dévouée, qui le suit pas à pas, l'œil aux aguets pour veiller à sa sécurité et le préserver de l'aboiement des petits chiens hargneux, de véritables roquets, et de la traîtrise des chats. Malgré toutes les merveilles au milieu desquelles s'écoule sa vie quotidienne, Nicolas reste désespérément fermé et indifférent. Si son corps lentement se forme, son esprit ne se développe pas beaucoup ; s'il manifeste quelque attachement à sa mère et à sa chèvre, l'enfant se refuse à tout effort pour apprendre à s'exprimer autrement que par des gestes et des monosyllabes comme Bé-Bé. Au reste, il a bien quelques excuses ; son père et sa mère ont peu de temps à consacrer à son éducation et puis est-il besoin d'être si savant pour acquérir une enviable notoriété ? Déjà, les curieux affluent. Toute la région veut voir Nicolas Ferry. Sa personne était bien proportionnée ; une figure agréable, de beaux yeux, un teint blanc, annonçaient en lui le fils de l'amour et des grâces. Tout étonnés et crédules, comme le sont les gens de la campagne, ses parents s'imaginèrent bonnement qu'on avait jeté un sort sur leur enfant.

Ils font dire des messes, récitent des prières, font même plusieurs pèlerinages à St. Christophe, pour obtenir la croissance du jeune Ferry. Il a reçu, en compensation, les plus belles qualités, celles qui font le charme de l'enfance : la docilité, la douceur, la candeur, l'amabilité. Dès sa tendre enfance, à peine est-il levé, qu'il va prendre toutes sortes de graines, pour les jeter aux poules, aux canards et aux pigeons (fig. 18).

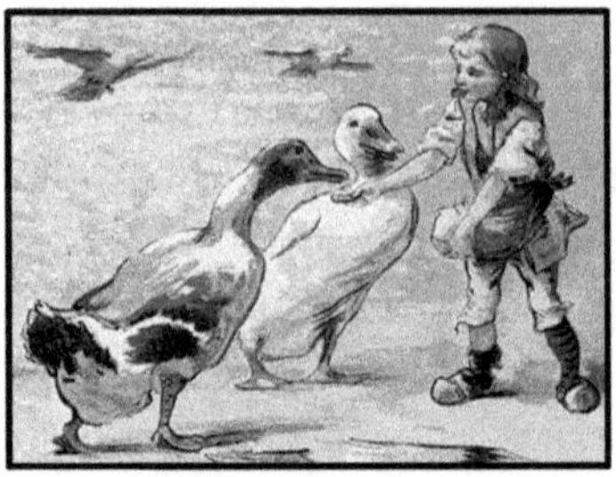

Figure 18 - Nicolas donne à manger aux canards.
Avec l'aimable autorisation de ©Imagerie d'Épinal.

La provision est-elle épuisée, il retourne à la maison, et feint d'avoir grand appétit, redemande du pain, qu'il va leur jeter. Le mouton et la chèvre poussent même la complaisance jusqu'à laisser monter l'enfant sur leur dos pendant des heures entières. La chèvre, la mère oie et le gros mouton sont tellement attachés au jeune Ferry, qu'ils le suivent partout (fig. 19).

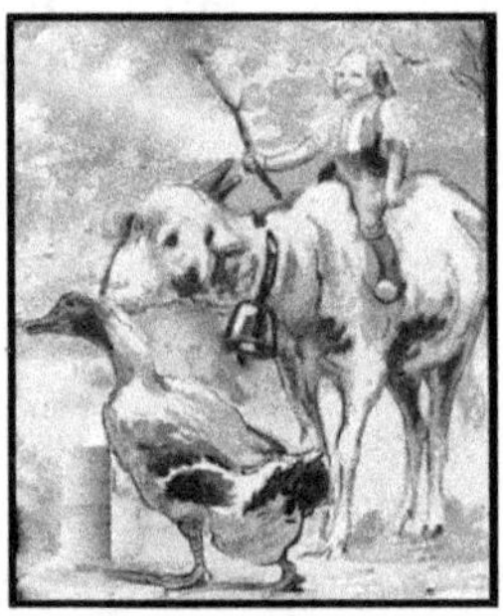

Figure 19 - Nicolas sur sa chèvre. ©Imagerie d'Épinal modifiée.

Quand le petit Nicolas va dans les prés, la mère oie ne le quitte pas, gardienne assidue de sa personne, et comme si elle eût compris le danger qu'il court. Jamais elle ne souffrait qu'un chien étranger s'approchât de lui ; du plus loin qu'elle en aperçoit un, elle court à lui, allonge le cou, et pousse des cris aigus, le force de prendre la fuite. Quoique Nicolas vive en pleine liberté, au milieu des champs, qu'il respire l'air pur de la campagne, et qu'il coure à son gré, il ne grandit point, ou grandit d'une manière imperceptible mais, comme il est fort bien fait dans la petitesse de sa taille, chacun se presse pour le voir, et l'on ne pouvait assez admirer sa vivacité, sa gentillesse et ses grâces.

La curiosité gagne l'alentour, chacun accourt des hameaux voisins afin de le voir. (Amis de la Bibliothèque de Senones par Léone Chipon 2000).

Son père meurt en 1744, alors que Nicolas a 3 ans. Il est élevé selon l'usage dans la campagne allemande. Il a eu une "éducation rustique et nourriture grossière", composée de soupe faite avec de l'eau et de la farine rissolée dans le beurre, de pommes de terre, de gros pain et de lard.

Il ne parle que le langage des montagnes des Vosges, un patois roman. Il apprend plus tard le français, devient et reste célèbre encore aujourd'hui, grâce à Stanislas et à Buffon. Surtout, parce qu'il est une rareté de la "Nature", il est n**ain, harmonieux et de très petite taille**.

Après la mort du père de Nicolas, Jean Ferry, la vie est difficile pour sa femme Anne et ses trois enfants. Nicolas, le nain, Marie et Louis, tous deux normaux, mais très jeunes. Elle doit travailler dur. Quand maman Ferry va au "*loûr*" (veillée), elle fourre son rejeton dans sa poche, c'est bien pratique (M-T. Fischer).

La première annonce de l'existence de Nicolas Ferry est son acte de baptême :

"*Nicolas, fils de Jean Ferry et Anne Baron, ses père et mère, légitime, a esté baptisé le 14 novembre 1741, a eu pour parrain Jean Thiebaut-Dubois et pour marraine Marie Petit qui ont faits leur marque. Seb. Pelletier, Curé*".

En marge a été rajouté plus tard "*acte de baptême de "Bébé*", nom qui lui a été donné à Lunéville quand il avait 5 ou 6 ans.

Donc, Nicolas Ferry est baptisé le 14 novembre 1741, son père et sa mère sont mariés, puisque Nicolas est le fils légitime de Jean Ferry.

Ce n'est qu'avec le décret de l'Assemblée nationale du 20 septembre 1792 qu'est défini un nouveau mode de "constater l'état civil des citoyens", la tenue des registres étant retirée aux curés et remise aux maires. De même, ce n'est que depuis la rédaction du Code civil, le 12 août 1800, que la femme devait prendre le nom de son mari systématiquement après son mariage. Il n'est donc pas anormal de trouver les 2 noms des conjoints sur l'acte de baptême d'un enfant.

Où est-il né ? Rien n'est certifié. On retrouve souvent qu'il est né dans la paroisse de Plaine, ville de la principauté de Salm située entre la Lorraine et l'Alsace (aujourd'hui Bas-Rhin) et où se trouve l'église. Salm est indépendante.

En 1864, Arthur Benoît nous apprend que Nicolas Ferry est né dans le hameau de Champenay, à environ 2 km de Plaine, ceci est confirmé par les histoires du village.

La maison natale de Nicolas n'existe plus depuis environ un siècle. Elle aurait porté ce nom "Maison du Petit Poucet", d'après Les Contes de Perrault parus en 1694.

Aujourd'hui encore, des anciens de Plaine, de Champenay et de toute la région, racontent des histoires sur "le Petit Poucet", Nicolas Ferry, car ici on ne l'appelle pas "Bébé".

Notre correspondante pour l'Alsace a un ami qui a hérité de sa grand-mère une maison toute proche de là où a habité Nicolas. Les gens qui ont construit sur ce terrain ont appelé leur maison "le Petit Poucet".

Tous les textes antérieurs disent qu'il est né à Plaine (Plaines).

Sa présence est de plus en plus connue. Stanislas va en être mis au courant.

Des nobles de la cour allaient prendre les eaux à Plombières, comme le duc de Luynes qui a entendu parler de Nicolas Ferry et en avertit Stanislas (Mémoires du duc de Luynes sur la cour de Louis XV) (1735-1758).

On raconte aussi qu'un jour de 1745, quelques dames de la cour polonaise de Stanislas en excursionnant dans les Vosges ont eu l'occasion de voir l'enfant ; de retour à Lunéville, elles ne manquent pas d'en parler.

Quoi qu'il en soit, Nicolas a bien été conduit au château de Lunéville. Oui, mais par qui ? Son père (Guerrier 1818), un membre de la famille ? Son oncle ? Son grand-père Ferry ? Sa mère peut- être accompagnée de l'oncle, son parrain ? Rien n'est précis à ce sujet.

D'autant plus que le second document écrit, en notre possession, est le discours de Claude-Joseph Geoffroy, maître apothicaire, botaniste et chimiste français de grande renommée, membre pensionnaire de l'Académie royale des Sciences de Paris (1746) où il est dit que son père est mort en 1744.

nicolas. fils de Jean ferry et anne baron ses père et mère. légitime. a esté baptisé le 14 novembre 1741. a eu pour parrain Jean Thiebaut-Dubois et pour marraine Marie Petit qui ont faits leur marque. Seb. Pelletier. Curé ». En marge a été rajouté plus tard « acte de baptême de Bébé ».
marie fille légitime de Jean ferry et anne baron ses père et mère a été baptisée le 9 août 1743 ayant pour parrain Jean benoit et pour marraine marie georgeon qui ont signé Jean benoit et marie georgeon Seb. Pelletier curé de Plaine
L'an de notre seigneur 1744 est décédé dans notre paroisse Jean ferry après avoir reçu les sacrémens de pénitence et de viatique et d'extrême onction a été inhumé au cimetière paroissial b Pelletier curé de Plaine
françois fils légitime de défunt Jean ferry et anne bériot ses père et mère a été baptisé le 1er octobre 1744 a eu pour parrain nicolas petit et pour marraine catherine raure qui ont signé nicolas petit et marqué + N. Demonzy vicaire

Relevés sur les archives paroissiales de Strasbourg. Autorisation.

Nous nous sommes plongés dans les archives paroissiales regroupées à Strasbourg (fig.20). Difficile de retrouver sans les dates des événements les écrits correspondants.

Il apparaît que Nicolas a bien eu une sœur et un frère. Mais **dans aucun récit il n'est fait mention de cette** sœur.

Isidore Geoffroy Saint-Hilaire écrit en 1832 : "*Nicolas Ferry, devenu célèbre sous le surnom de "Bébé", devait le jour à des parents bien constitués, de taille ordinaire, et qui, depuis, eurent d'autres enfants. Né en novembre 1741, à Plaines dans les Vosges,* ***il vint au monde à sept***

mois, après une grossesse fort extraordinaire. *Lors de sa naissance, il n'avait que sept à huit pouces de long ; il pesait moins d'une livre ; et, cependant, malgré cette extrême petitesse, le travail de l'accouchement dura deux fois vingt-quatre heures".* Nous pensons que c'est une erreur. Les membres de l'Académie, présents à Lunéville, disent 9 mois et ils sont dignes de confiance.

En France, avant l'adoption du système métrique en 1794, les unités de mesure variaient selon les régions. (JG 2008). Dans ce texte, les correspondances retenues sont les suivantes :

Mesures de longueur XVIIIe siècle	*Mesures de poids XVIIIe siècle*
Aune (aulne) de Paris = 118,8 cm En Lorraine l'aune de Nancy valait la moitié de celle de Paris. doigt = 2cm Empan = 20cm ligne = 1, 5cm Ligne du roi=0,23cm Ligne lorraine = 1, 5cm pied de Lorraine= 29. 2cm Pouce du roi = 2,7cm; Pouce lorrain = 2. 9cm	Livre = 489, 6 gr. Once de Paris =30, 594 gr Quarteron =122, 4gr

Après la Révolution, le système métrique remplace toutes les mesures existantes.

Nicolas attire l'attention de la famille et des voisins. Lorsqu'il devient célèbre, de nombreux récits racontent son enfance.

Nous relevons de nombreuses incohérences et des contradictions multiples. Sa date de naissance et son lieu de naissance varient. Normalement, on baptisait le jour même de la naissance, de peur que l'enfant ne meure vite et ne puisse plus recevoir le baptême, tellement la mortalité infantile était élevée. C'est donc la date de naissance de Nicolas, qui devrait être inscrite sur l'acte de baptême. On trouve le 14 octobre, ce qui ne semble pas correct. Le 14 novembre, inscrit sur l'acte, signifierait alors qu'il est né le 11 novembre. On trouve aussi dans l'Encyclopédie de Diderot le 19 novembre, ce qui ne peut pas être puisque baptisé le 14 novembre !

Il est donc difficile de certifier exact ces données.

Comme documents écrits concernant la vie de Nicolas, nous avons l'acte de baptême, celui de l'Académie royale des sciences de Paris daté de 1746 et celui de l'Académie royale des sciences de Paris daté de 1764. Ils sont certainement les plus fiables. Les autres sont des impressions, des récits plus ou moins déformés.

Ceux de Diderot, de Buffon, du comte de Tressan, de madame la princesse de Talmont sur Nicolas à Lunéville jusqu'à sa mort sont aussi importants, mais, en fait, ils contiennent certaines inexactitudes que nous avons tenté de rectifier. Vient ensuite le livre de Guerrier de 1818. Enseignant à Lunéville, il a ramassé beaucoup de renseignements auprès des habitants des villages de Plaine et des alentours. Il comporte, hélas, des erreurs copiées sur des auteurs précédents, dont Diderot.

Arthur Benoît, en 1884, donne beaucoup de renseignements sur ce nain. En 1822, Fréville a aussi rapporté de nombreuses informations dont certaines sont erronées. Le docteur Girard, dans un Mémoire à l'Académie de Nancy, a fait un récit que nous considérons comme proche de la réalité, bien que publié en 1933. Un autre, basé sur les traditions orales et les coutumes villageoises des Vosges à cette époque, est extrêmement intéressant, c'est celui sur les Nains célèbres d'Albanese et Georges Fath de 1846. D'après ces documents et d'autres que nous avons étudiés et dont nous avons retenu ce qui semblait vraisemblable et d'après nos renseignements recueillis aujourd'hui encore, sur la vie des paysans vosgiens de cette principauté de Salm, nous proposons ce récit sur la vie du nain Nicolas Ferry. *Nous publions dans notre texte certains extraits de ces auteurs, avec autorisation.*

Aujourd'hui, le nain Nicolas Ferry est mondialement connu sous le nom de "Bébé". Sa renommée est très grande depuis le XVIII ème siècle. Nous avons recueilli plus de cent cinquante récits racontant sa vie ou le citant. Ils figurent en bibliographie. Beaucoup se répètent et certains comportent des erreurs. La plupart de ces récits datent des XVIIIe et XIXe siècles et d'autres du XXe siècle. Ce sont généralement des contes rapportant des histoires que ses voisins ou les paysans d'alors de son village ont propagées, répandues, diffusées, mais, en 1740, ces paysans parlaient un dialecte, celui des montagnes vosgiennes, et, au fil des années, des modifications y ont été apportées. Ce sont aussi des articles scientifiques concernant le nanisme. Des habitants actuels se souviennent d'anciennes légendes.

CHAPITRE IV

Nicolas Ferry devient Bébé

Pourquoi ce nain a tant intéressé et passionné les habitants du village et où est-il né ? Un nain est très rare. On ne parlait des nains que dans les cours, étant en général les bouffons du roi. Les campagnards de Lorraine n'en avaient pas connaissance. Il n'y avait que la tradition orale. Les journaux étaient très rares et qui savait lire ? Des gardes champêtres diffusaient les nouvelles. Ces êtres sont considérés comme des anomalies, des monstres, si différents de la réalité. Qu'en faire ? Nous sommes au XVIIIe siècle, ne l'oublions pas !

Nicolas Ferry devient célèbre

La célébrité du jeune nain Nicolas s'étendit bien au-delà de son canton. D'après des questions posées à des habitants actuels de Champenay, un autre récit est raconté : "Le roi Stanislas remarqua, dans une tournée qu'il fit, le petit Nicolas, qu'il trouva très gentil de manières et même de physionomie ; il s'introduisit dans sa famille à laquelle il fit du bien. Au bout de peu de temps, il lui demande si elle consentirait à lui donner Nicolas Ferry pour l'attacher à sa personne. À cette nouvelle inattendue, le parrain, la marraine, monsieur le curé, tous les amis sont consultés ; loin de donner un avis défavorable, ils donnent leur approbation sans aucune réserve. On fait donc sur-le-champ savoir à Stanislas que l'on accédait à sa demande et que Nicolas Ferry serait conduit dans son palais. Stanislas répond qu'il les attend le plus rapidement possible".

Avant que Nicolas ne vienne, le roi a dépêché à Champenay, en 1746, le docteur Kast, médecin de la cour, afin de pratiquer le premier examen de Nicolas Ferry, qui n'a pas tout à fait cinq ans. Il lui trouve une taille de 22 pouces, un peu moins de 60 cm, et un poids d'un peu plus de 5 kilos.

Revenu à Lunéville, Kast rend compte à Stanislas de ses observations et le roi demande que Nicolas Ferry soit amené à la cour de Lunéville sans délai, cour qu'il ne quittera plus.

Arrivée

Le 25 juillet 1746, on habille Nicolas et, pour qu'il arrive dans le palais de Stanislas frais et dispos, on le place dans un joli panier, qui, du reste, était à l'usage du petit Nicolas quand on l'emmenait un peu au loin. Ils arrivent au château de Lunéville (aujourd'hui Lunéville, château des Lumières).Un valet de pied introduit madame Ferry et Jean Thiebaut-Dubois, le parrain, auprès du roi, qui était assis dans son fauteuil. La reine Catherine Opalinska était debout à côté de lui ainsi que le docteur Kast.. Nicolas Ferry était couché comme un lapin recouvert d'un linge blanc, dans un panier de jonc, que son parrain tenait à son bras (fig. 20).

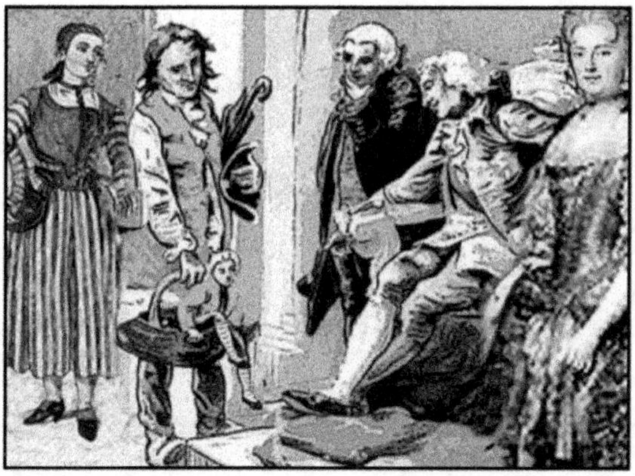

Figure 20 - Nicolas arrive à Lunéville. Modifié par J. Granat
Avec l'aimable autorisation de ©Imagerie d'Épinal

Ne voyant qu'un panier, Stanislas demanda au bon villageois où était l'enfant. Comme il finissait ces mots, quelle ne fut pas sa surprise à l'aspect imprévu du jeune enfant s'élançant soudain sur le parquet, et s'élevant à peine à la hauteur de son genou !

De son fauteuil, Stanislas s'écrie tout à coup : "Mais que vois-je ? Il était contenu là-dedans ?" "Oui, mon prince ; c'est sa voiture habituelle quand nous nous éloignons de chez nous".

Stanislas admire la vivacité et la gentillesse de ce singulier enfant, lui et sa femme ne peuvent en revenir. Stanislas conçut dès lors le désir de le garder près de lui, et il en fit la proposition à l'oncle.

"Voulez- vous me confier cet enfant ? Il sera très bien ici ; il ne manquera de rien, je vous le jure". Dans la crainte qu'une séparation subite de la mère et de l'enfant ne soit trop pénible et pour l'un et pour l'autre, Stanislas leur propose de rester plusieurs jours dans son palais. Madame Ferry eut d'abord beaucoup de peine à se décider ; mais, réfléchissant aux suites de cette bonne fortune, elle consulte le parrain qui donne son accord.

Elle accepte pour le bonheur de sa famille, et consent à laisser Nicolas à la cour. Le roi reconnaît ce sacrifice ; il comble la mère de Nicolas de présents considérables. Pourtant, la mère hésite. Enfin, la raison vainquit le sentiment familial et le petit Nicolas resta chez le prince et ils rentrèrent enchantés au village.

Le docteur Kast procède à un nouvel examen de Nicolas en présence de Claude-Joseph Geoffroy, maître apothicaire, botaniste et chimiste français de grande renommée, membre de l'Académie des sciences, et très apprécié de Stanislas, qui est au château ainsi que d'autres notables. Ils le mesurent debout et couché sur le dos et trouvent une demi-aune de Paris ou 22 pouces. À l'examen, ils remarquent des taches blanches sur le visage et le corps, cicatrices d'une petite vérole (variole) qu'il aurait contractée à l'âge de six mois. Il a le nez aquilin, bien fait, les cheveux blonds argentés et les yeux brun foncé. Il a parlé à 18 mois et marché à 2 ans, dit-on. On donne sur-le-champ, à Nicolas Ferry, de superbes habits qui remplacent ceux plus qu'ordinaires qu'il avait portés jusqu'à ce jour. Fut-il plus heureux ? Nicolas se glorifiait beaucoup de sa position.

Le 6 août, Geoffroy fait une déclaration à l'Académie royale des sciences de Paris sur la vie de Nicolas. (Procès-verbaux Académie royale des sciences de Paris, tome 65 1746 (55) p. 231).

Ce récit semble objectif, plutôt favorable à l'enfant et fiable, et peut être digne de foi : *sic*, "Samedi 6 eme Aoust 1746 l'Assemblée étant composée de Messieurs Trudaine, Pajot, Cassini et Pitot, Honoraires. Messieurs de Buffon, Clairaux Bourguer, Morand, B. de Jussieu, Duhamel, de Jussieu l'aîné, de Maisons, Nicole, de Réaumur, Camus, Geoffroy, Le Monnier astronome, de la Condamine, de Fouchy, Pensionnaires. Messieurs Bertin, Maraldi, le Monnier père, Bourdelin, Ferrein, de Montigny, Maloüin,

Associés, Messieurs la Sône, Macquer, Bouvart, Guettard, Rouelle, Buache, de Vaucanson, de Parcieux, Daubenton, Adjoints.

Monsieur Geoffroy (Claude-Joseph Geoffroy) a lu la description suivante du petit nain de Lorraine :

"Le petit Nicolas Ferry est né dans la paroisse de Plaine de la principauté de Salm ; il est âgé de près de 5 ans suivant la copie jointe de son extrait baptistaire. Son père qui était charron est mort il y a 2 ans, sa mère a environ 35 ans ; elle a eu trois enfants ; Nicolas est l'aîné. Elle dit que, lorsqu'elle devint grosse, elle regarda souvent et attentivement l'enfant Jésus en cire qui était dans l'église de sa paroisse, et que son enfant lui ressemble en soi, la mère dit qu'elle ne pouvait se persuader qu'elle fut grosse, quoique les apparences ordinaires y fussent. Au bout du 9 ème mois, elle sentit les douleurs pour accoucher, elles durèrent, avec beaucoup de force, deux fois 24 heures.

Cet enfant en naissant était long d'un empan et 2 doigts (soit entre 20 et 21cm), selon l'énoncé de son oncle qui était le parrain, ce qui peut être évalué entre 8 et 9 pouces ; il pesait 12 onces ou 3 quarterons. Il était haut, le 25 juillet 1746, d'une demi-aune de Paris.

La vivacité de l'enfant empêchant de prendre la mesure au juste.

Il a été mesuré debout et couché sur le dos.

Il pesait nu 9 livres 7 onces.

Monsieur Kast, premier médecin de la reine de Pologne, duchesse de Lorraine, et moi, l'avons mesuré et pesé exactement en présence de plusieurs personnes de la cour. Cet enfant paraît être formé à son âge autant qu'une personne de 20 ans pourrait l'être dans la grandeur ordinaire.

Monsieur Kast juge que cet enfant ne croîtra que très peu. Toutes les parties de son corps sont très proportionnées au tout. Il a un joli visage, le nez bien fait et aquilin, les yeux d'un brun foncé, les cheveux blonds et argentés. Il a sur le front une grande et une petite marque de petite vérole qu'il a eue à 3 mois ; il en a quelques-unes pareilles, mais plus petites, sur le corps. On le frotte le matin avec du beurre battu dans du vin et de l'eau et on l'essuie bien ; on prétend que cela le fortifie. C'est l'usage en Allemagne dans la campagne. Il avait été nourri jusqu'ici de soupe faite avec de l'eau et de la farine rissolée dans le beurre, de pommes de terre, de gros pain et de lard. On le nourrit présentement à la cour du roy de Pologne de bouillie, de potage et de pain ; on ne lui donne pour boisson que de l'eau. Il paraît être d'une assez bonne complexion, il est devenu plus gras depuis deux mois qu'on l'a amené à la cour. Avant son arrivée, il avait le ventre fort gros, aujourd'hui, il est revenu à une grosseur convenable. On lui a fait des habits et des meubles fort adaptés pour son usage. Cet enfant est d'une vivacité extraordinaire, il ne reste pas un moment en repos. Il ne craint rien, il ne se laisse point détourner de son objet quelque frivole qu'il paraisse, le reste lui est indifférent. Il ne rit pas souvent, mais il a un rire très gracieux, il marque de la tendresse pour les femmes qui en ont soin. Il paraît avoir de la mémoire, mais pas autant qu'un enfant ordinaire peut en avoir à l'âge de 5 ans. Quand sa mère est venue le voir 15 jours après son arrivée ici, il semblait ne pas la connaître, un peu avant son départ il la caressa beaucoup. Jusqu'ici, il n'a parlé que le langage des montagnes des Vosges, il commence à faire juger par la bonne prononciation de quelques mots qu'il pourra apprendre à parler français. Il n'a proprement que la voix d'un enfant d'un an, les organes de la voix étant proportionnels au reste de son corps. En arrivant ici, il n'avait que le son de voix d'un enfant qui naît, la voix s'est fortifiée depuis un mois. Comme on n'a peut-être pas eu assez soin de lui après sa naissance, ses genoux, surtout le droit, avancent un peu en dehors, ce qui peut diminuer la hauteur d'un demi-pouce.

A la Malgrange près Nancy le 31 juillet 1746."

Six jours après l'arrivée de Nicolas.

Un mois après son arrivée, il a de nouveaux habits. Buffon et Daubenton présents à cette séance ont donc été très rapidement instruits de cette naissance On y apprend que le père de Nicolas est mort il y a 2 ans. Geoffroy ne précise pas qui a conduit Nicolas auprès de Stanislas en 1746. Étant donné les détails sur la grossesse (9 mois), l'accouchement et qu'elle a eu trois enfants, dont Nicolas l'aîné, on peut penser que c'est bien sa mère qui est venue l'accompagner, avec son oncle qui a pris les mesures de l'enfant à la naissance. Madame la princesse de Talmont, (née Marie- Louise Jablonowska, devenue princesse de Talmont (Talmond)), cousine germaine maternelle du roi Stanislas, est la sœur de la duchesse Ossolinska qui demeure au Palais du Luxembourg, à Paris, et qui vient chaque année passer quelques mois à la cour du roi de Pologne, ce qui lui procure tous les agréments possibles. (*in La vie de Stanislas Leszczynski, Roi de Pologne, Duc de Lorraine et de Bar 1769, à Paris, chez Moutard, quai des Augustins*). La princesse de Talmont, charmante femme de quarante-cinq ans, vit à Lunéville. Aussitôt qu'elle vit Nicolas Ferry, elle s'en est follement engouée (entichée). Elle a été heureuse de la décision de Stanislas à le garder près de lui. "J'ai joui de la surprise et du plaisir que doit causer à tout le monde un pareil phénomène. J'ai été convaincue que la Nature ne semble quelquefois se soustraire aux règles inviolables de la création que pour nous étonner par un prodige". Elle s'en déclare la protectrice, la marraine, et l'impose à l'adulation générale. Elle protège Bébé et veille à tous ses besoins. Nicolas reçoit des jouets identiques à ceux des enfants nobles Elle lui trouve des qualités précieuses, et lui apprend le français. Il n'est pas si stupide. La princesse ajoute : "Quant aux sentiments du cœur, Bébé annonce un être raisonnable. Flatté des louanges, comme sensible aux reproches, il connaît tout le prix de la petitesse de sa figure". Plus étourdi que satisfait de sa nouvelle position, le petit Nicolas regrette un peu sa chaumière.

Nourri de viandes délicates et de bonbons, caressé et fêté à l'envi par les grands seigneurs et les dames, il n'en est pas moins malheureux. Ne dormant plus, ne courant plus, et ne pouvant manger, il eût mieux aimé jouer avec les canards, caresser sa chèvre, et monter dessus ou sur son mouton, que d'aller dans les carrosses dorés de la cour ; mais la plus grande privation, pour lui, fut celle de sa mère, de son frère et de sa sœur. Sans appétit, fuyant la société, silencieux et sauvage, Nicolas n'aspire qu'aux objets champêtres qui avaient amusé son enfance ; il ne profère qu'un seul mot, celui de maman, qu'il répète sans cesse, la nuit comme le jour. Enfin, malgré les attentions multipliées, malgré tous les secours de l'art, le petit Nicolas, alité depuis quinze jours, allait terminer sa courte carrière, si, dans cette extrémité, une femme de la cour n'eût donné un avis qui le sauva ; ce fut de faire venir au plus tôt la mère de l'enfant. On expédie sur-le-champ un courrier à Plaine, et, le surlendemain, le jeune Ferry eut la joie de serrer dans ses bras sa mère et son frère. Le contentement, que lui cause la vue de deux personnes si chères, produit un mieux sensible, et, au bout de quelques jours, il recouvre entièrement la santé. Impossible de dire si sa sœur est venue. Un nain dans une cour à Lunéville rattachée à la cour de France, quel événement ! Ils étaient interdits, mais ce nain est considéré comme un courtisan à part entière et non comme un bouffon !

L'origine du nom « Bébé »

(Révisions et nos recherches récentes 2017)

À Lunéville, le nain Nicolas Ferry est appelé *Bébé*.

Il est habituel de lire que Stanislas aurait inventé ce surnom de *Bébé* pour « mon petit enfant », en francisant le mot anglais *baby*. C'est ainsi que ce vocable *Bébé* serait entré dans la langue française au XVIIIe siècle.

Lorsque Nicolas arrive à Lunéville, Stanislas, surpris et ému, le garde près de lui au château. Il s'attache à Stanislas et ne le quitte plus.

On lit, par ailleurs, que Nicolas, lors de ses leçons d'apprentissage de la lecture, se serait arrêté à la lettre B, son « intelligence » ne lui permettant pas d'aller plus loin. Il appliquait cette lettre à tout ce qu'il voyait : « B - B ». Tressan dit qu'il n'a jamais pu lui apprendre à connaître une autre lettre. Ainsi, l'une des deux duchesses s'occupant de l'enfant, Catherine Opalinska, la femme de Stanislas, ou la duchesse Ossolinska, l'aurait alors appelé [bebe], dont la plus simple graphie était *Bébé*.

Il n'est alors pas question du nom anglais *baby* au XVIIIe siècle, ni même au XIXe siècle, malgré sa proximité avec le nom français. Il faut attendre le XXe siècle pour voir ce rapprochement, chez deux auteurs. D'une part, André Rossinot, dans son livre *Stanislas le roi philosophe* (1999), écrit (p. 195) : « L'enfant s'appelait Michel (*sic*) Ferry mais Stanislas le gratifia d'un nom qu'il jugeait mieux adapté ; se fondant sur l'anglais *baby*, il forgea le néologisme « Bébé », offrant à la langue française ce mot nouveau ». En fait, il s'agit pour lui d'un « anglicisme ». D'autre part, Jan Bondeson (2000), precise : « *On the queen's birthday in 1747, King Stanislas gave Nicolas to her as a present ; whether he was wrapped up in a parcel or not is not known. She gave him the name* Bébé *(Baby), by which he was known for his remaining days ».*[5]

Il est étonnant que *Baby* soit ainsi employé, puisque le mot *Bébé,* en fait, ne signifie pas « petit enfant » mais est un nom propre ; c'est précisément le nom qui aurait été donné à Nicolas Ferry après son arrivée à la cour en 1747. Pour nous, aujourd'hui, il est douteux que Stanislas ait pensé à un terme anglais *baby* pour surnommer Nicola Ferry à son arrivée au Château. Mais on peut se demander pour quelles raisons il a choisi ce surnom.

D'après tous les dictionnaires anglais, le mot *baby* existait à cette date, mais il avait le sens de « enfantin, puéril », comme en témoigne le *Roget's 21st Century Thesaurus* (Third Edition Copyright © 2013 by the Philip Lief Group) : « baby (n.) late 14c., babi, diminutive of baban (see babe + y (3)). Meaning « childish adult person » is from c. 1600. Meaning « youngest of a group » is from 1897. As a term of endearment for one's lover it is attested perhaps as early as 1839, certainly by 1901 ; its popularity perhaps boosted by baby vamp « a popular girl », student slang from c. 1922. As an adjective, by 1750. »

A l'inverse, on remarque que, même dans *L'Encyclopédie* de Diderot (1778), *Bébé* ne figure pas comme nom commun. Et l'on trouve de nombreux écrits prouvant que, dès 1748, on avait donné à Nicolas le nom de *Bébé*.

Ainsi, Madame de Pompadour écrit en 1748, dans ses *Mémoires* : « Son nom était Bébé ; madame la duchesse Ossolinska l'avait ainsi baptisé » ; on lit aussi que c'est Catherine Opalinska, l'épouse du Roi Stanislas, qui lui a

[5] Traduction : « *Pour l'anniversaire de la Reine en 1747, le Roi Stanislas lui a offert Nicolas comme un cadeau. Mais on ne sait pas s'il a été ou non mis dans un paquet cadeau. Elle lui a donné le nom de Bébé (Baby), qu'il a conservé pendant ses jours restants.* »

donné ce surnom (« Bébé », G. Richard, Académie de Stanislas 1933). Cette appellation peut dater de 1746, année de son arrivée, mais on n'est pas sûr de la date exacte. Nicolas a vécu pendant cinq mois au Château en 1746. D'aucuns proposent l'année 1747. Ce qui est certain, c'est que la date de 1755 indiquée par le *TLF* est erronée. Il faut attendre 1858 pour trouver *bébé* dans son acception moderne de « petit enfant », dans le *Journal* des Goncourt : « *Nous voici près de Blois, à la Chaussée-Saint-Victor, dans une façon de château et dans une manière de parc, avec Mario Uchard et sa perpétuelle bonne humeur, avec les beaux yeux de son bébé et son babil d'oiseau, et avec le nez rouge de miss Charlotte, la gouvernante du bébé»*. On le trouve comme nom commun, avec ce sens dans le Littré (1862), dont la version de 1877 propose cet additif : *bébé* (bé-bé), s. prop. m. Nain de Stanislas, roi de Pologne. Fig. Personne de très petite taille. Un petit enfant. REM (Additif). Il est probable que l'anglais *baby*, qui a le sens de « petit enfant », et qui se prononce [bébé], a influencé l'extension du sens de « petit enfant » donné à *bébé* ; mais il ne faut pas oublier que ce mot existe dans le français depuis plus d'un siècle. *Bébé* a été le nom du nain du roi de Pologne à une époque où les mots anglais ne pénétraient guère dans le français.

On le trouve avec ce sens chez Zola, dans *L'Assommoir* (1877) : *« La sage-femme refusa ; mais elle voulut bien boire un verre de vin, parce que ça l'avait émotionnée, disait-elle, de trouver la malheureuse femme avec le bébé sur le paillasson. »* [TLF]

Deux nouvelles hypothèses

La question de l'origine du nom *Bébé* reste donc encore très énigmatique, les pistes existantes ne faisant pas l'unanimité. Pour élargir le débat, compte tenu de nos connaissances sur Nicolas Ferry, enrichies par nos échanges avec la linguiste Mireille Ruppli, nous proposons un éclairage nouveau sur cette question.

Hypothèse 1 – Nous suggérons une hypothèse qui ancre, cette fois, l'origine du nom *Bébé* dans la « bouche » même de Nicolas Ferry, lorsque Stanislas Leszczynski l'installe à la Cour de Lunéville, et utilise donc la biographie de sa petite enfance. Les archives sont nombreuses, parfois contradictoires, mais certains éléments résistent. Ainsi, à la stupeur de toute sa communauté villageoise, Nicolas mesure 20 cm à sa naissance et pèse 400 g. Le nouveau-né ne peut bénéficier d'aucune des commodités prévues pour l'événement, sa taille trop menue l'en privant. Il est rapporté qu'il s'alimente en tétant une chèvre, sa bouche trop petite l'empêchant de se nourrir au sein de sa mère, que l'animal le suivait partout, qu'il la tenait par le cou, qu'il l'adorait, etc. On peut se permettre l'hypothèse que ce nourrisson, élevé par une chèvre, ait reproduit l'onomatopée du bêlement de l'animal, *bêê-bêê,* avec un redoublement syllabique caractéristique des premiers mots des jeunes enfants (*cf. maman*, *papa*), sous réserve que cette onomatopée française [bƐbƐ] existe aussi dans le dialecte lorrain de l'époque. Quand il arrive à la Cour, l'environnement fastueux et inconnu inquiète, déstabilise peut-être, l'enfant de cinq ans qui, de plus, ne parle probablement pas le français. Nicolas a pu réclamer son animal préféré, sa chèvre sécurisante, cette mère nourricière de substitution, et tenter de se faire comprendre des courtisans francophones par cette onomatopée ; compte tenu de son caractère décrit comme obstiné, Nicolas a pu s'acharner dans cette demande, en répétant sans cesse [bƐbƐ]. Les courtisans, ou bien la princesse de Talmont ou la Duchesse Ossolinska ou la reine Catherine Opalinska, entendant souvent le petit Ferry prononcer les syllabes « bê bê » lui auraient alors, par une moquerie affectueuse, donné ce nom *Bébé*.

Hypothèse 2 - On peut aussi penser que *Bébé* trouve son origine dans le dialecte vosgien. Lorsque Nicolas Ferry est conduit auprès de Stanislas au château de Lunéville, il parle uniquement cette langue. Il reste au château près de Stanislas qui le choie, lui offre de beaux vêtements et le couvre de jouets, de joujoux. En les *voyant*, Nicolas les appelle *bébés* car en vosgien, un jouet se dit *bébé*.
La princesse de Talmont, la Duchesse Ossolinska, la reine Catherine Opalinska ne le quittent plus. L'entendant désigner ses jouets par ce terme de *bébé*, elles le surnommèrent du coup *Bébé*, par ce surnom qui lui resta. Pour elles, ce petit nain n'était-il pas comme un jouet ?
On trouve en effet dans le *Dictionnaires en Ligne Vosgien* (Projet Babel, Dictionnaires fournis, rassemblés et remaniés par André Touchet) : bébé (n. m.) : joujou.

beau-frâre (n. m.) : beau-frère.
Bébrîde (n. pr.) : Belbriette.
bébé (n. m.) : joujou.
bè(c)-d'âne (n. m.) : bec d'âne (poignée de porte en forme de bec).

Dans « le patois de la Vôge » :
Français / Vosgien : Jouet = Bébé ;
Vosgien / Français : Bébé = Jouet

Par ailleurs, il existe deux éditions du *Dictionnaire des proverbes français* de Pierre, Antoine la Mésangère. Dans l'édition de 1821, on trouve, à l'article *Nain* :

> **Le nain de Stanislas, roi de Pologne et duc de Lorraine, était né en 1741 ; il se nommait Nicolas Ferry ; il avait à sa naissance environ neuf pouces de hauteur et pesait environ quinze onces. Un sabot à moitié rempli de laine lui servit, dit-on, de berceau pendant quelque temps ; car il était fils d'un paysan des montagnes des Vosges. Bébé (c'est le nom qu'on lui donnait à la cour du roi Stanislas) se promenait sur la table, et s'asséyait sur les bras du fauteuil du prince. A l'âge de dix-sept à dix-huit ans, les signes de puberté furent très**
>
> **p. 262**

Dans l'édition de 1823, on lit : « Stanislas Ier roi de Pologne et duc de Lorraine, avait, à Lunéville, un nain auquel on donna le surnom de Bébé, parce que chacun s'en amusait, et qu'en Lorraine un joujou s'appelle un bébé ». (p. 419). Ceci pourrait confirmer l'hypothèse que Bébé viendrait du patois vosgien et signifie « joujou ».

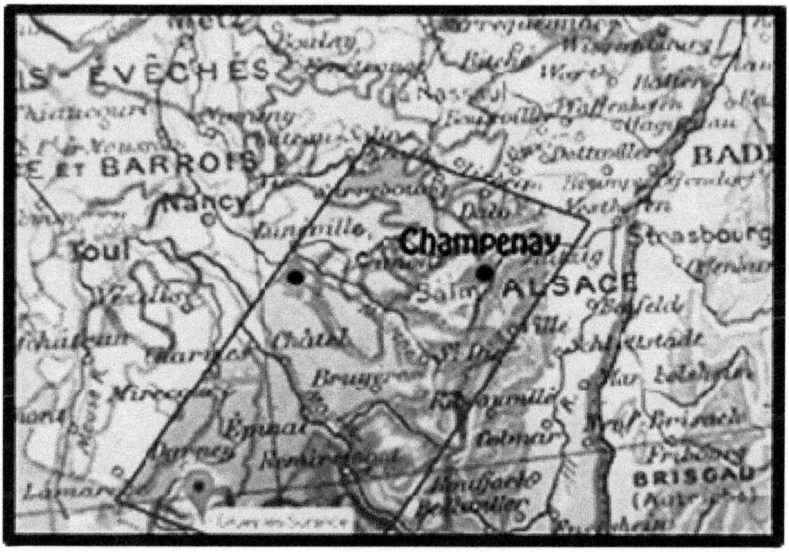

Ce patois vient de la région de Gruey-lès-Surance (cadre blanc en bas de la carte) et s'étend jusqu'à la principauté de Salm et alentours (cadre plus foncé sur la carte).

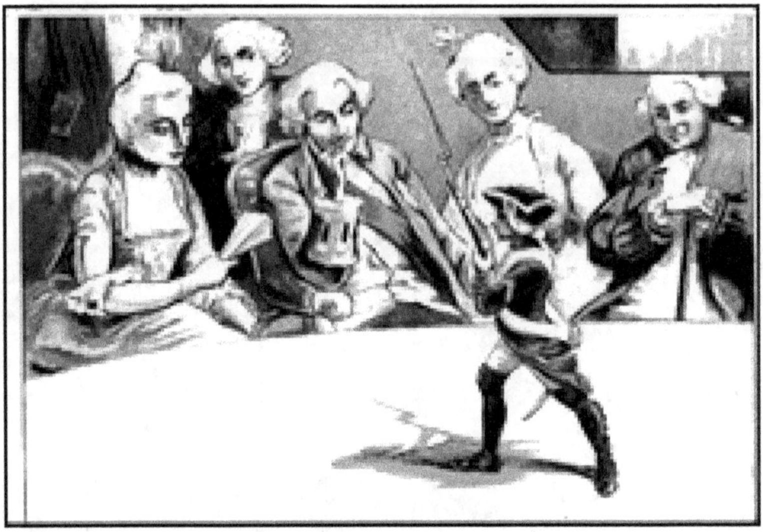

Figure 21 - Exercice militaire d'après © Imagerie d'Épinal

Bébé au milieu des courtisans

Notre nain excelle tellement dans les évolutions militaires, qu'il fait spectacle à Lunéville. Bébé n'a qu'une passion : les exercices militaires ; il aime assister aux évolutions de la compagnie de grenadiers et s'efforce de répéter leurs exercices. D'après Guerrier, qui a recueilli maintes anecdotes de la bouche même des contemporains de Bébé, toutes les semaines, à certain jour, une société nombreuse se rassemble au château, où l'on se plaît à contempler le petit homme manœuvrant sur une table, en habit de grenadier (fig. 21) Ne pouvant plus faire un pas sans avoir une sentinelle à ses côtés, l'ennui le gagne.

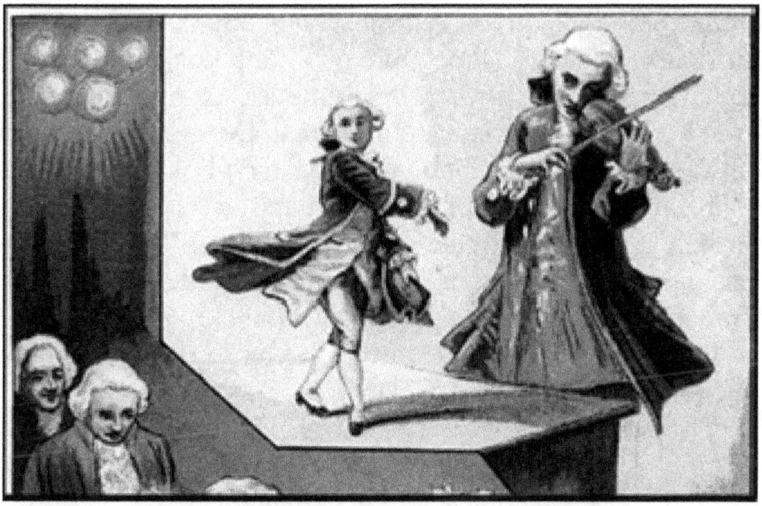

Figure 22 - Bébé danse. Aimable autorisation ©Imagerie d'Épinal

Une mélancolie secrète le mine insensiblement, et l'on craint une seconde fois pour sa vie. Afin de masquer, aux yeux de Bébé, l'espèce de captivité où on le tient, Stanislas, qui l'aime beaucoup, a recours à mille moyens ingénieux. Bébé participe à toutes les grandes manifestations de la cour de Lunéville. Bébé aime la musique, et bat quelquefois la mesure assez juste.

On est même parvenu à le faire danser mais en dansant il a sans cesse les yeux attachés sur son maître qui, par des signes, dirige tous les mouvements.

Stanislas ne manque jamais, dans les représentations de gala, de faire danser à Bébé des danses de caractère. (fig. 22) C'est ainsi qu'à diverses reprises et en particulier le 18 mai 1754, nous raconte Durival, Bébé danse une entrée au théâtre quand la troupe de comédiens italiens y vient représenter le Joueur et l'opéra la Serva Padrona, de *Pergolesi.*

Tout ce qui est rare et unique dans son espèce acquiert un prix extraordinaire, et stimule davantage les désirs.

Désespérant de pouvoir se procurer un être de cette nature, plusieurs princes tâchent d'avoir Bébé par la ruse ; ils tentent par mille moyens de l'enlever, et promettent de grandes sommes à leurs émissaires. De crainte que cet enlèvement n'ait lieu tôt ou tard, le roi de Pologne propose à la garde du petit homme plusieurs serviteurs, qui ont ordre de l'accompagner partout ; mais, devenu ainsi prisonnier dans le palais, notre nain ne tarde pas à sentir l'incommodité de cette surveillance assidue.

Un architecte lui bâtit une jolie maison roulante dans une pièce du château (fig. 23).

C'est un château dans toutes les règles de l'art : vestibule, salle, salon, chambre à coucher, rien n'y manque ; et les meubles sont à sa hauteur. Il y a un jardin planté d'arbres, des bassins, un parterre, des fleurs. L'ameublement répond à l'édifice ; les chaises, les tables, les lits, les secrétaires, les pendules : tout est à la mesure du propriétaire, on y a même placé un très joli billard (fig. 24).

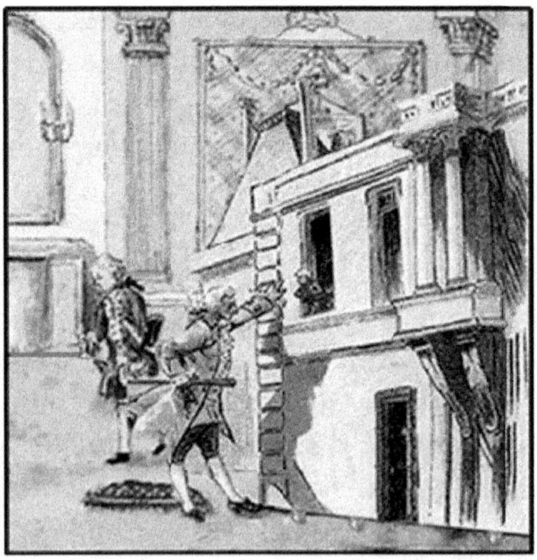

Figure 23 - Maison de Bébé. J. Granat, d'après © Imagerie d'Épinal, modifiée

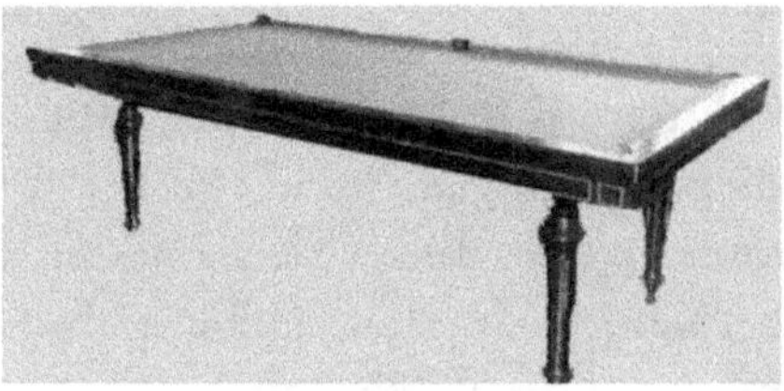

Figure 24 - Billard de Bébé

Différents animaux, non moins rares, dans leur espèce, que Bébé dans la sienne, donnent un air de vie à ce gentil château ; des tarins, des fauvettes, des roitelets huppés, y chantent dans des cages garnies d'ivoire et de fils d'argent ; une levrette, moins grosse qu'un écureuil, y court d'un appartement à l'autre ; et, ce qu'il y a de plus curieux, dans une volière roucoulent deux tourterelles blanches comme la neige, et si petites, qu'elles n'excèdent pas la grosseur d'un moineau.

Stanislas l'a doté d'un service de table dont une partie se trouve au Musée lorrain (fig. 25).

Le roi le gâte outrageusement ; il s'amuse de ses sautes d'humeur, plaisante ses dépits, lui pardonne ses colères dont, cependant, les porcelaines royales ont souvent à souffrir. Stanislas est très fier de son nain dont la notoriété s'étend beaucoup grâce surtout aux efforts de la princesse de Talmont.

Quand le roi ne veut pas exécuter ses ordres, ou lorsqu'il veut lui-même résister au roi, il se renferme dans ses appartements, et, quand le roi l'appelle, il répond, en entrouvrant la fenêtre ; "vous direz au roi que je n'y suis pas".

Alors, il faut promettre un habit nouveau pour en être obéi. Le roi de Pologne voulut aussi donner une société à son petit homme. On cherche dans la ville plusieurs enfants doux, honnêtes et bien élevés. Ils forment la bande joyeuse de Bébé, qui est flatté de cette nouvelle attention du roi. Il s'occupe à faire les honneurs de son château à ses **nouveaux hôtes ; il donne** tous les jours à dîner, et les traite en grands personnages.

Bébé se promène chez lui et va y bouder. Bébé, comme on le voit, ne manque de rien. Bébé a une idée juste de l'ordre et des principaux devoirs de la société ; non seulement il se comporte avec beaucoup de retenue, il veut encore que ces jeunes convives montrent la même discrétion. Un jour que l'un d'eux a fait du tapage, et a réveillé Stanislas qui sommeillait dans une pièce voisine, Bébé le punit de sa turbulence en le faisant manger à la porte de son appartement, tout seul, sur un tabouret.

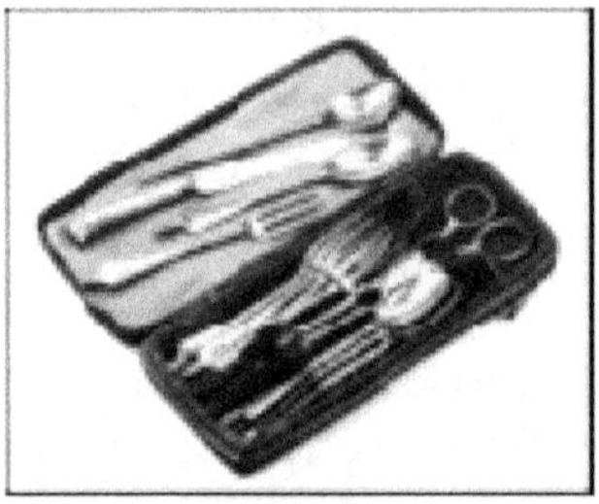

Figure 25 - Nécessaire à table ayant appartenu à Nicolas Ferry, dit Bébé inv. 2269 © Musée lorrain, Nancy/photo

Jusque vers sa quinzième année, la vie s'écoule monotone et régulière pour Bébé ; le matin, les leçons, les jeux avec les petits pages attachés à sa personne et aussi avec quelques enfants de bonnes familles lunévilloises ; l'après-midi, d'abord, les longues stations dans le cabinet de travail de Stanislas ; ainsi nous le montre un tableau du Musée lorrain, reproduit dans l'intéressante étude publiée par Pierre Boyé dans le Pays Lorrain, sur la journée du roi Stanislas ; ensuite, les promenades pour lesquelles Bébé trouve à sa disposition un carrosse traîné par deux petites chèvres blanches.

Tout ceci permet de mieux connaître Bébé.

Les courtisanes et les courtisans de Stanislas

Les femmes sont nombreuses à la cour. Femmes des Lumières qui ont fait briller la cour de tous ses feux. Mesdames de Graf-figny, du Châtelet, de Boufflers et la duchesse Catherine Osso-linska, font de Lunéville le Versailles lorrain comme aime le dire Voltaire. Stanislas a su diriger sa cour. Tout ce que Paris compte de beaux esprits, de littéraires, de savants, d'artistes, et de philosophes se retrouve à Lunéville. Montesqieu, Voltaire, Helvetius, Hénault, Maupertuis, La Condamine, donnent à Lunéville un éclat extraordinaire. Les familiers du château sont le duc et la duchesse Ossolinski, Marie-Anne Jablonowska, princesse de Talmont, la comtesse de Lutzelbourg, Catherine Opalinska, mesdames et messieurs de la Galaizière, Héré, Alliot, madame de Mirepoix, le comte de Croix, messieurs de Lucé, le chevalier de Listenay, le marquis du Châtelet et son fils, de Lomont, le chevalier Pierre-Joseph de Solignac, le père de Menoux, Durival. Marie-Françoise-Catherine de Beauvau, marquise de Boufflers, tient le premier rang et règne plus que jamais sur le cœur du vieux roi et espère le retour de ses parents en Lorraine.

La cour

De nombreuses autres personnalités fréquentent la cour. Bébé les connaît et les côtoie, Ainsi, la renommée de Bébé est très grande même en dehors de Lunéville. Parmi les nombreux courtisans de Lunéville, citons : madame de Graffigny, une des premières auteures dramatiques féminines ; elle est l'une des femmes les plus importantes de la littérature du XVIIIe siècle. Vers 1730, elle rencontre François-Antoine Devaux en Lorraine et tous deux deviennent de grands amis, ce dont témoigne une longue correspondance épistolaire où ils partagent toutes sortes de secrets. Le plus modeste et le plus discret des poètes lorrains fut d'abord avocat à la cour souveraine de Nancy. Il parvint, grâce à l'entremise de Françoise de Graffigny, et aux faveurs dont cette dernière bénéficie à la cour de Lorraine, à s'y faire recevoir par Léopold Ier. Devaux, poète galant, esprit léger et improvisateur brillant, unanimement surnommé Panpan, est un personnage de cour fort prisé des grandes familles lorraines ; il est "la coqueluche des dames de Lunéville", en particulier de Marie-Françoise-Catherine de Beauvau-Craon. Membre de la cour de Léopold, Panpan restera dans celle de Stanislas Leszczynski.

Il ne faut pas oublier Alliot, l'intendant de Stanislas et commissaire général de la Maison du Roi. Le 16 février 1751, à Lunéville, Marie-Louise Alliot, fille de l'intendant de Stanislas, épouse en grande pompe un jeune conseiller à la cour souveraine de Lorraine et Barrois, Charles-François-Xavier Henry de Pont. Le jour de la célébration, le mariage n'est pas consommé ; il ne le sera pas davantage dans les mois, ni les années qui suivent. Le père de Menoux, conseiller religieux de Stanislas, son confesseur. L'Abbé Porque, qui se fait remarquer à la petite cour de Lunéville, où règnent les lettres, les sciences, la paix et le bonheur, et qui obtient surtout les bonnes grâces de la société élégante et frivole que réunit la marquise de Boufflers. Il se concilie plutôt les littérateurs, qu'il a le grand art de faire briller, par le soin qu'il met à s'effacer devant eux, et devant les dames en composant pour elles une foule de petits vers, recueillis dans l'Almanach des Muses, dans l'Année littéraire de Fréron et autres revues du temps. Joseph Gilliers, le "chef d'office et distillateur" du roi Stanislas, duc de Lorraine, Antoine-Martin Chaumont de La Galaizière, marquis de La Galaizière, chancelier de Lorraine, mademoiselle de Thil très liée à Émilie, soutient la marquise du Châtelet pendant son accouchement à Lunéville. Le maréchal duc de Richelieu, Voltaire, écrivain, poète, philosophe, la marquise du Châtelet en 1793. Le Président Hénault, poète, auteur dramatique. Conseiller au Parlement de Paris, président de la Première Chambre des enquêtes, membre de l'Académie française, le duc de Mirepoix, madame de Linanges, dame d'honneur de la reine. Pas étonnant que Bébé, à côtoyer de tels personnages illustres, soit un personnage célèbre ; d'autant plus qu'en 1752, âgé de 11 ans, il fait officiellement partie de la cour. Stanislas le présente comme un membre de la cour avec tous les honneurs que cela comporte.

Une journée à Lunéville

Chaque jour, Lunéville est un lieu de fêtes avec de nombreuses distractions, un lieu de culture scientifique, littéraire, la peinture, la musique y ont leur place.

Le 6 février, le roi donna le divertissement de la chasse. Ce n'est que dehors qu'il guérit sa pituite et ses rhumes. Fervent disciple de saint Hubert, chaque 3 novembre, l'on fête avec faste au palais, les seigneurs en habit uniforme, les dames en amazone, il traque le sanglier près d'Einville, chasse à courre le cerf dans la forêt de Mondon et, pour amuser ses invités, parfois dans ses jardins et jusque dans les rues de Lunéville. Le 6 février, lit-on dans la Gazette de Hollande de 1738 (car Stanislas tient beaucoup à ce que ses exploits cynégétiques soient connus, même à l'étranger) qu'un cerf a été amené pour cet effet dans les Bosquets du château. Ce cerf, se voyant vivement poursuivi, traversa la ville. Il fut forcé deux heures après dans la rivière, près des Bosquets où il était rentré. Stanislas va volontiers à Dieuze, pour tirer le gibier d'eau sur l'étang de Lindre. On ne saurait lui plaire davantage qu'en lui offrant pour sa meute plus de trois cents bêtes, pourvues toutes d'un collier d'argent, quelques beaux chiens de race. Bébé reste toujours près de Stan qui aime l'exercice et le grand air.

Stan aime réunir sa cour au bord du canal avec vue sur le Rocher (fig. 26).

L'après-midi, Stanislas se promène à cheval ou en calèche, Bébé l'accompagne. Ce n'est que dehors qu'il guérit sa pituite et ses rhumes.

Revenu dans son cabinet, le roi n'a pour se distraire que l'embarras du choix. Il peut prendre sa flûte, dont, comme Frédéric II, il joue agréablement.

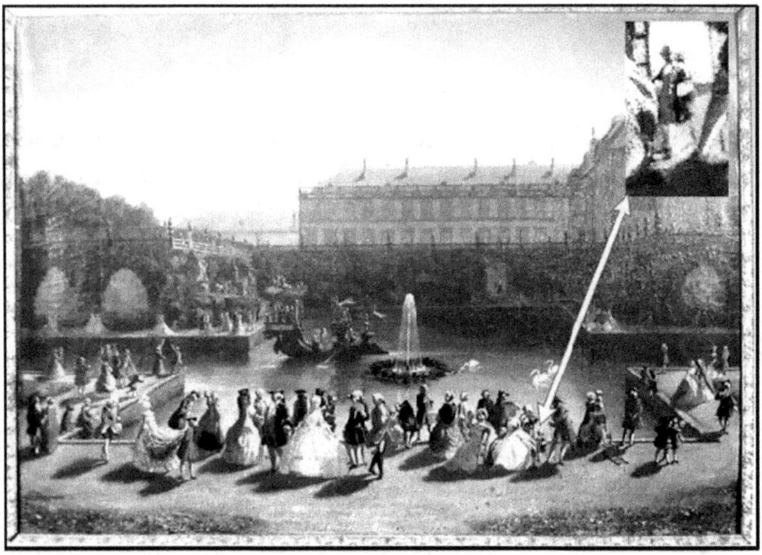

Figure 26 - Le Rocher lors d'une fête à la cour de Lunéville,
Laurent Charpentier, 1842, œuvre détruite lors de l'incendie de 2003.
© Musée du Château de Lunéville. /Photo, Pierre Mignot, avec autorisation.
En haut à droite, agrandissement de Bébé debout près de Stanislas.

Élève du célèbre artiste suédois Lundberg, il peint au pastel ; portraits et scènes de genre, pas toujours très édifiants. Il aurait peint Bébé au pastel (Musée de Nancy). Il se flatte d'être bon architecte. À l'en croire, le génial

Héré, ancien gâcheur de mortier (ce qui est faux), n'aurait été formé que par lui. Il a des dispositions pour la mécanique et cherche en particulier à perfectionner les instruments aratoires. Sa charrue est bien oubliée depuis celle de Mathieu ou bien, Stanislas réprimande l'indocile Bébé ; désespérant de lui inculquer les plus simples notions de morale. Il caresse son chien Griffon, inséparable compagnon, même en voyage, ou le confie à Bébé.

Pierre Boyé (1869-1945), docteur en droit et docteur ès lettres, avocat à la cour d'appel de Nancy, est un esprit fort cultivé, écrivain réputé, historien du roi Stanislas et des divers aspects de son règne. Il fut successivement secrétaire, vice-président, puis président et président honoraire du Musée lorrain et Secrétaire perpétuel de l'Académie de Stanislas.

Dans le Pays Lorrain (1891) (Le Pays Lorrain 1930-autorisation BNF), il décrit "**La journée du roi Stanislas,** vie du roi de Pologne", et écrit : doit-on se le représenter lui-même ? L'abondante floraison parasite d'anecdotes controuvées, de légendes travaillées à plaisir, qui ont parfois défiguré Stanislas en une sorte de roi d'Yvetot ou d'auguste fantoche, dans une caricature de cour. Je m'appliquerai à n'apporter ici, fût-ce pour les plus menus, que des détails puisés aux sources sûres, tirés de textes non suspects :

"*Transportons-nous dans la chambre à coucher du roi, dont les appartements occupent, à Lunéville, l'aile du château donnant sur les Bosquets. Elle a vue, au-delà de la terrasse, sur la vallée de la Vezouse et les coteaux de Jolivet. Il est à peine cinq heures en été, six heures en hiver, que déjà le prince est debout. Ses dévotions faites, il boit une simple tasse de thé, ou de préférence une tasse de bouillon -blanc. Il fume sa pipe* (fig. 27). *Cette pipe, il l'a fumée un peu partout à travers l'Europe et, maintenant, elle ne le quitte pas davantage, sa bonne grande pipe à l'allemande, reprise maintes fois dans la journée, que le visiteur lui voit en main, assis dans son fauteuil, et Bébé à côté de lui ne le quitte pas. Le premier valet de chambre de service, secondé par des valets de chambre ordinaires (il en eut de trois à cinq), aide le prince à sa toilette. Stanislas a un perruquier attitré. Mais il se rase lui-même. Il se met à son courrier personnel ; il écrit plusieurs fois par semaine à sa fille et à ses petits-enfants. Puis il s'attache à une très importante correspondance officielle ; des lettres de toute l'Europe arrivent à Lunéville. Ensuite, il reçoit l'intendant du Conseil Aulique (de la cour) puis Antoine-Martin Chaumont de la Galaizière préside une séance du conseil d'Etat, donne une audience.*

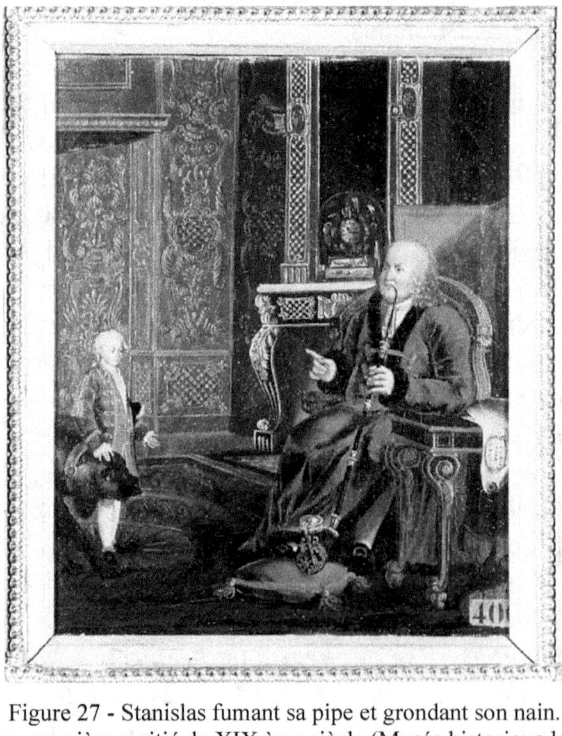

Figure 27 - Stanislas fumant sa pipe et grondant son nain.
Peinture première moitié du XIX ème siècle (Musée historique lorrain).

Pour servir à table, la vaisselle plate était nombreuse. Stanislas possédait peu de belles pièces d'orfèvrerie, mais de multiples groupes et figurines de Saxe, auxquels s'ajoutaient les délicieuses statuettes en terre cuite de Paul-Louis Cyfflé, de grands sujets de plomb, des surtouts en glaces, sans compter les jeux hydrauliques, suffisaient à donner à cette table le plus charmant aspect.

Pendant le repas, l'orchestre royal se faisait régulièrement entendre, sauf le vendredi où l'on se contentait d'un morceau de luth ou de harpe. Même en carême et quand la cour prenait le deuil, les trompettes et timbales des plaisirs ouvraient et réglaient le service. Montesquieu écrit en confidence à Monsieur de Solignac que, s'il demeure reconnaissant des attentions dont il fut comblé à Lunéville, il n'a pas encore digéré "le charivari du réfectoire ; symphonia strepente".

Les dames étaient aussi offusquées de ce que les gardes du corps parussent ici en bottes fortes. "Il se croit donc toujours à Bender", disait avec humeur madame du Châtelet. Ses menus comprenaient beaucoup de volaille et de gibier. Y figuraient les produits de sa faisanderie de Vitrimont proche de Lunéville et des poules "sarmates" (introduites en France par le roi Stanislas Leczinski sont-elles polonaises ? Italiennes ? Rien n'est certain !!! C'est une volaille essentiellement décorative). Elles plurent à madame de Pompadour qui les baptisa. Elles s'appelèrent d'abord poules Pompadour, puis, par une double altération du nom de leur marraine, devinrent poules Padoure et enfin poules Padoue. Comme Louis XIV, Stanislas aimait beaucoup les crudités, et, comme Henri IV, il raffolait du melon. Un habile melonnier lui en faisait mûrir de succulents. Mais la consommation immodérée d'un fruit dont il est sage de ne pas abuser coûta parfois assez cher au prince. "*Mon papa a encore eu une indigestion, dont, Dieu merci, il s'est tiré en une heure de temps*", confie

Marie Leszczynska au président Hénault. Il avait mangé melon, cornichons, blanc-manger, et, par-dessus tout cela, des fraises. Marie Leszczynska adorait les "bouchées à la reine". (La reine de France, Marie Leszczynska, serait à l'origine historique de cette recette traditionnelle des cuisines lorraine et française. Elle demanda à son cuisinier de concocter une recette aux vertus aphrodisiaques, qui réveillerait et ramènerait vers elle la fougue de son mari le roi Louis XV. Fine gastronome, la reine travailla avec son chef. Cette bouchée en pâte feuilletée était garnie d'une purée de volaille à la crème, avec une pâte ronde et plus petite pour ses propriétés aphrodisiaques). Au dessert, apparaît fréquemment le baba, de vingt sortes diverses, souvent haut de près d'un mètre, gâteau indispensable à toute réunion polonaise et dont, bien à tort, on persiste à en attribuer l'invention au roi, qui nous le fit connaître. Un jour qu'il s'était rendu au château de Commercy, à 86 km, les cuisiniers se prennent de querelle et ne préparent pas de dessert. Une servante propose de confectionner un gâteau de sa grand-mère. Et elle apporte au dessert de jolies pâtisseries en forme de coque toutes dorées et parfumées. Stanislas demande ; "Comment s'appelle ce gâteau ? Il n'a pas de nom. Quel est ton prénom ? Je m'appelle Madeleine. Eh bien, ce gâteau s'appellera "**La Madeleine de Commercy**".

Stanislas ne s'attarde pas à table. Le dîner ne dure jamais plus d'une heure et, circonstance atténuante, le prince ne prendra plus rien de la journée. Aucune table n'était dressée le soir au château, du moins aux frais du roi. Stanislas serait certainement bien étonné de s'entendre nommer Épicure, lui qui ne donna jamais à souper. Par contre, Montesquieu, dont l'estomac était fatigué, n'eut qu'à se féliciter de ces repas écourtés et de cette abstinence du soir. On reproche au roi un défaut, écrivait-il à Maupertuis ; mais c'est le défaut d'Henri IV ; on dit qu'il n'est pas assez de temps à table, c'est une chose dont je m'accommode fort et je trouve que depuis un mois que je suis ici, ma santé se fortifie parce que je ne suis plus dans les coupe-gorge des soupers de Paris. Bébé ne se met pas à table, on le sert dans ses appartements. En somme, Stanislas, à l'inverse de son arrière-petit-fils Louis XVIII, à qui il a légué et son embonpoint précoce et son humeur narquoise, n'était en rien un gourmet. À peine peut-on dire qu'il fut un gourmand. On ne l'est pas quand on ne fait qu'un seul repas par jour, si copieux soit-il, et qu'ensuite, vingt-trois heures durant, on se contente d'une infusion. Il ne fut pas un sybarite.

On ne l'est pas quand on est sans cesse en mouvement, ainsi que nous allons le voir, avec l'esprit toujours en éveil. Voltaire a dit le mot juste lorsque, revenant, et ce ne sera pas la dernière fois, sur ces soupers dont il estime que Sa Majesté polonaise l'a frustré, il rappelle à un commensal : "Personne, vous le savez, ne ressemblait moins à Épicure". C'est là camper le personnage au vrai. Ce Stanislas, dédaigneux des longs plaisirs de la table et des nonchalants loisirs, est à substituer au Stanislas sensuel et indolent que l'on se figure volontiers, pour l'avoir vu, sur la lithographie un peu caricaturale de D.Collin, se promener béat et ventripotent dans ses jardins de Lunéville (fig. 28) ; ou, coulé en bronze, plus caricatural encore, devant l'Hôtel de ville de Nancy, tournant à nos édiles un dos massif et désignant d'un doigt impératif à l'admiration des foules le médaillon du Bien-Aimé, un gendre qui pourtant ne lui ménagea pas les avanies. Cependant, en sa qualité de Polonais, Stanislas ? dira-t-on. J'entends la question. Non, Stan ne dédaignait pas le bon vin. Il estimait celui de Hongrie.

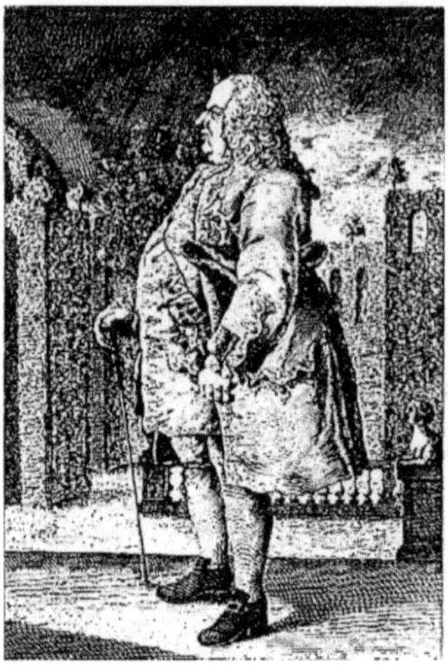

Figure 28 - Stanislas se promenant dans ses jardins de Lunéville par D. Collin. Source Gallica.BnF. Autorisation

Il sort par tous les temps. Dans une cour où, officiellement, on ne soupe pas, Stanislas ne peut pas se passer de musique.

Il a un orchestre de trente-neuf musiciens en 1737, soixante-sept sur la fin ; dont plusieurs enlevés aux maîtrises des cathédrales, aux princes d'Empire ses voisins, des virtuoses qu'il a débauchés des cours européennes ! Cet orchestre, l'un des plus importants d'Europe, peut tout jouer ; Lully, Charpentier, Delalande, Corelli, Haydn, Haendel, Scarlatti, Telemann. Les plus grands interprètes présentent des opéras, comme le Devin du Village de Jean-Jacques Rousseau. Stanislas a rassemblé les talents de l'Europe. Le roi veille soigneusement au recrutement des exécutants. Parmi eux, comment ne pas citer un violoniste illustre, Jean-Jacques Anet, dit Baptiste ? Lorsqu'il mourut en 1755 nonagénaire, dans la douce retraite que Stanislas lui avait procurée à Lunéville, il avait eu la satisfaction de voir consacrer pour la postérité l'éclatante renommée conquise à Paris et dont l'écho vibrait encore. En 1752, Daquin, dans ses Lettres sur les hommes célèbres, n'avait pas hésité à le proclamer "le plus grand violon qui ait jamais existé". Et vantant Gaviniés ; "Quel son, vous entendez ! Quel coup d'archet ! Que de force ! Que de grâce ! C'est Baptiste lui-même !"

Sa troupe de comédiens était célèbre, auxquels s'ajoutaient des amateurs, et non des moindres, puisque Voltaire fut du nombre. À sa troupe Stanislas eût volontiers ajouté un corps de ballet. Danseurs et danseuses sont fort appréciés en Pologne. Quand il n'y a ni théâtre, ni concert soit dans les appartements, soit aux beaux jours sur la terrasse du château tout illuminée, le roi se montre dans le grand salon d'assemblée, où sont réunis les dames et les gentilshommes.

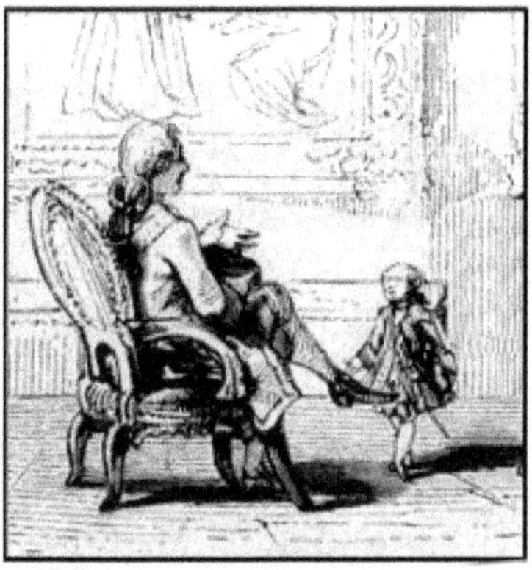

Figure 29 - Bébé souhaite la bonne nuit à Stan
d'après Panthéon de la jeunesse. 1842. Autorisation BnF. Modifié.

Pour neuf heures et demie, dix heures en tout cas, Stan rejoint ses appartements. Bébé lui souhaite la bonne nuit (fig. 29) et Stanislas va se coucher. Ce n'est pas à dire qu'il dort. Au lit, il s'attarde à deviser avec l'un ou l'autre de ses serviteurs préférés, discute avec son intendant, provoque et alimente une controverse théologique entre son médecin, le luthérien suédois Rônnow, et son zélé confesseur, qu'étouffe sa volubilité.

La vie à Lunéville

Au château de Lunéville, on croise de jeunes et jolies dames comme Marie-Françoise-Catherine de Beauvau, marquise de Boufflers, grande amie de Gabrielle Émilie Le Tonnelier de Breteuil, marquise du Châtelet, et dame de l'aristocratie française qui joua un rôle important à la cour de Lorraine. La marquise de Boufflers fait régner à Lunéville une atmosphère d'insouciance et de gaîté et devient la maîtresse de Stanislas. Elle a fréquenté les salons littéraires parisiens, côtoyé Voltaire, Montesquieu. Elle a de nombreux soupirants, quelques autres amants, et des ennemis, dont l'épouse de Stanislas. Dame de compagnie de la reine, Catherine Opalinska (1682-1747), une des plus assidues dans le salon de madame de Graffigny à Lunéville, elle devient, en 1745, à trente-quatre ans, "personne n'oserait lui en donner plus de vingt", la maîtresse en titre de Stanislas.

À Lunéville, on croise Montesquieu, Helvétius, Paradis de Moncrif, le président Hénault, le géomètre Maupertuis, l'abbé Morellet, le comte de Tressan. Stanislas reçoit beaucoup, des nobles voisins, le savant La Condamine.

Stanislas est épris de sagesse, un militant pour la paix en Europe. Il est très lié avec Voltaire et ils se sont écrit très longtemps. Mais Voltaire était un maître. On dit, qu'en Lorraine, il a noirci de sa main des milliers de feuillets.

Stanislas, un roi philosophe

En Lorraine, Stanislas bénéficie d'une image très positive. Il est appelé officiellement, par l'Académie de Nancy, le "Bon roi Stanislas". Il est considéré, par la plupart de ses contemporains et par ses courtisans, comme un philosophe des Lumières.

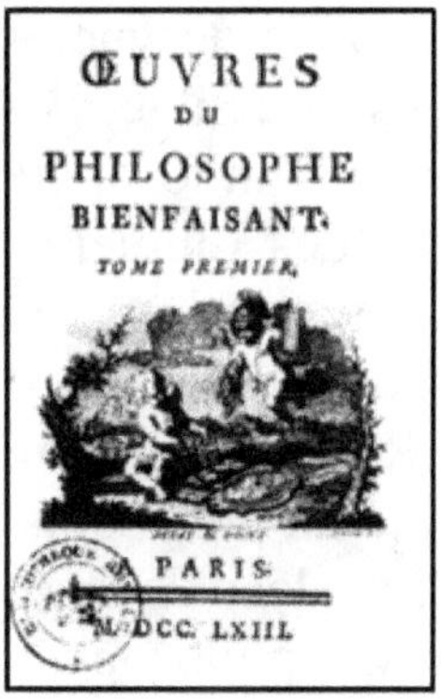

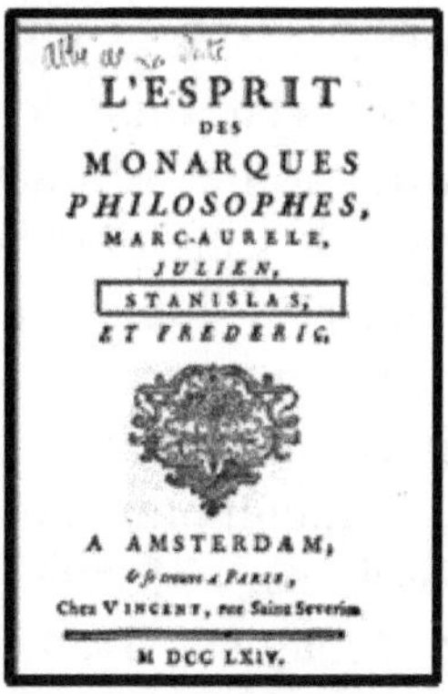

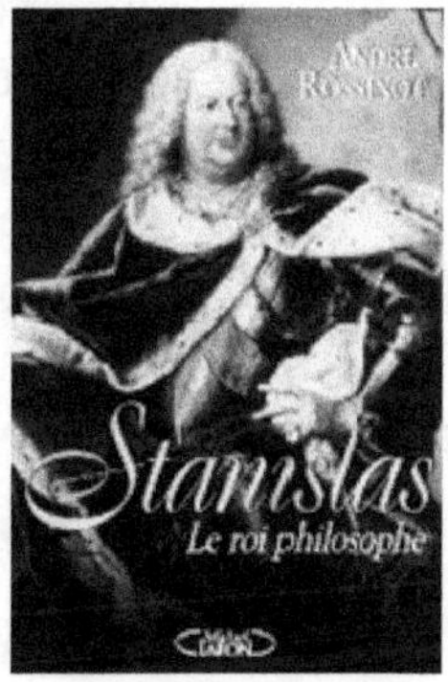

En 1759, Voltaire publie "Candide ou l'optimisme". Dans le chapitre XXVI, "D'un souper que Candide et Martin firent avec six étrangers, et qui ils étaient ...Le cinquième dit : "Je suis aussi roi des Polaques ; j'ai perdu mon royaume deux fois ; mais la providence m'a donné un autre État, dans lequel j'ai fait plus de bien que tous les rois sarmates[6] ensemble n'en ont jamais pu faire sur les bords de la Vistule ; je me résigne aussi à la providence, et suis venu passer le carnaval à Venise". Stanislas avait une excellente réputation dans les milieux cultivés de l'Europe C'est pourquoi il a une cour de gens très lettrés. En 1763, il publie "Œuvres du philosophe bienfaisant" en 4 volumes. C'est une série d'essais sur la morale, la religion, la philosophie, le bonheur, l'amitié et l'éducation.

Comme on le voit, Stanislas aimait être entouré de philosophes. Il se disait lui-même "le roi philosophe bienfaisant". Il est considéré comme tel par ses biographes. Robert Florentin (Sur les pas de Stanislas Leszczynski 2005, Edit. Koideneuf.), *in Stanislas le Bienfaisant*, écrit : "Il entend user des ressources de la philosophie pour améliorer les conditions de vie de ses

---

[6] Comme le précise la note de bas de page, il s'agit bien de Stanislas Leszczynski. Sarmate est le nom des nobles polonais de cette époque.

contemporains. Ses écrits défendent ses points de vue et ses réalisations et prouvent que tout est possible. La religion nourrit sa réflexion et son action. Sa philosophie est la synthèse réussie du christianisme et des Lumières. Elle prône la tolérance, l'humanisme, la politique, le social, le bonheur, l'harmonie et le bon sens. Il est l'artisan d'une "philosophie appliquée". Il était considéré par la plupart de ses contemporains comme un philosophe des Lumières (Rossinot). Montesquieu, Jean-Jacques Rousseau, Voltaire débattent avec lui de philosophie. Catherine Guyon développe longuement cet aspect du roi philosophe. Dans ses États, il mit en place des initiatives sociales en avance sur son temps : écoles, hôpitaux, bibliothèques publiques, greniers collectifs, secours aux plus démunis, etc. Il jeta même les bases d'une cité idéale inspirée de ses propres réalisations. Je prône une religion d'amour, de joie, de charité, une religion qui œuvre pour le bonheur des hommes. Je vais réformer l'église de Lorraine sur le principe de la bienfaisance.

Ses travaux l'ont fait figurer dans l'ouvrage de l'abbé de la Porte "L'Esprit des monarques philosophes".

Le 12 juin, après la mort de Stanislas, à Notre-Dame de Paris, Mgr de Boisgelin présente Stanislas et en dresse le portrait d'un philosophe chrétien. En 1763, Stan signe "le Philosophe bienfaisant", une série d'essais philosophiques bien dans l'esprit des Lumières. Lorsqu'en 1747, Stanislas fait paraître son livre "Le philosophe chrétien", dans lequel il cherche à concilier la foi et la philosophie des Lumières, Voltaire lui dit que c'est assez médiocre ! Et, en 1749,_est publié "Le Philosophe chrétien et le Combat de la volonté et de la raison".

Voltaire, en 1738, dans « Le Siècle de Louis XIV », écrit : "On ne croyait presque pas avoir changé de lieu, quand on passait de Versailles à Lunéville".

Mort de la reine Catherine Opalinska, le 19 mars 1747

La comtesse de Boufflers devient encore plus influente. Elle fait les honneurs au nom du roi, et cela, au grand déplaisir du père de Menoux, confesseur de Stanislas. Marie Boufflers est charmante, bien éduquée, elle écrit des poèmes légers, elle est un peintre de pastels confirmé. Fort jolie femme, plus galante encore elle est l'âme, la muse, de la société raffinée réunie autour de Stanislas. Grâce à elle, nombre d'architectes, de peintres, de sculpteurs, de musiciens, de comédiens, de savants, d'écrivains, de poètes et de philosophes se pressent en Lorraine. "Douée d'un charme à nul autre pareil, de beaucoup de gaieté naturelle, de bonne grâce et de finesse, d'un esprit supérieur, juste, original, elle sera la maîtresse de quelques hommes qu'elle distingue et auxquels elle interdit de se montrer jaloux les uns des autres : l'avocat et poète François-Antoine Devaux, l'intendant de Lorraine, Antoine-Martin Chaumont de La Galaizière. Pour Tressan, on a des doutes. On cite encore le vicomte d'Adhemar et le comte de Croy. C'est tout", peut-on lire dans une étude de la revue Le Pays Lorrain.

Voltaire et Émilie du Châtelet à Lunéville

Poussé par le père de Menoux, Stanislas invite la physicienne Gabrielle Émilie Le Tonnelier de Breteuil, marquise du Châtelet, et le philosophe Voltaire, son grand ami de longue date, à la joie de madame de Boufflers, grande amie de madame du Châtelet.

Fin janvier 1748, elle part à Paris chercher Voltaire et Émilie et les conduit à Lunéville, via un bref passage à Cirey.

En février 1748, Stanislas les accueille somptueusement. "Voltaire a prétendu par la suite qu'on l'avait invité à Lunéville à la suite d'une machination dont la réalité paraît tout de même peu croyable.

Le père de Menoux, un jésuite dont l'influence restait très grande sur l'esprit de Stanislas, aurait imaginé, pour détacher Stanislas de sa maîtresse, de faire venir à la cour une autre femme qui aurait pu devenir sa rivale, en l'occurrence Émilie du Châtelet. Avec Voltaire, on ne sait pas toujours quand il est sérieux et quand il badine". (Jean-Claude Bonnefont).

Stanislas loge Émilie (fig. 30) dans les appartements de la défunte reine. Elle installe son matériel astronomique et une table de travail pour poursuivre la grande œuvre de sa vie, la traduction, commencée en 1745, et ses commentaires de *Philosophiae naturalis principia mathematica* par Isaac Newton du latin en français : Principes mathématiques de la philosophie naturelle. (L'édition finale, préfacée par Voltaire, est publiée en 1769, dix ans après la mort d'Émilie.) Ils font référence, aujourd'hui encore. Émilie du Châtelet fut à l'avant-garde de la nouvelle physique de Newton.

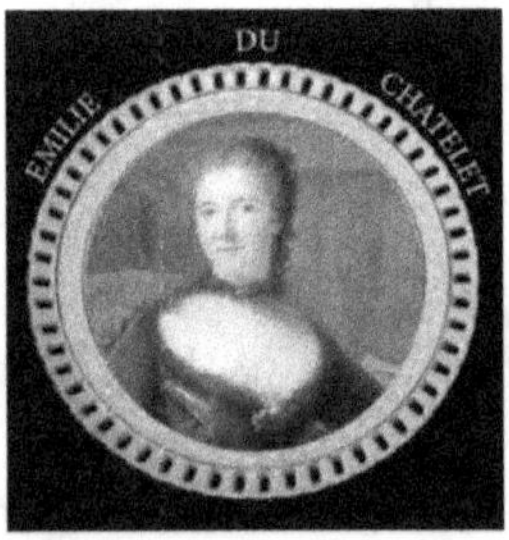

Figure 30 - Émilie du Châtelet .montage J._Granat

Émilie se fait une place parmi les hommes du siècle des Lumières. C'est une passionnée des Sciences. En 1722, brillante mathématicienne, elle trancha en faveur de Leibniz dans le débat l'opposant à Newton. Son expérience va prouver que Leibniz avait raison. Pour calculer l'énergie totale d'un objet, il faut prendre en compte non sa vitesse, mais le carré de sa vitesse. Albert Einstein utilisera cette géniale découverte. Sa présentation de l'œuvre de Leibniz la fit classer parmi les dix plus grands savants de son époque. Elle fut admise à la prestigieuse Académie des sciences de Bologne, moins hostile aux femmes que les académies parisiennes. Elle resta à Lunéville de février 1748 au 3 sept 1749, date de sa mort. Cette année qu'elle a passée à Lunéville marque l'histoire de la cour et celle du château. Voltaire écrit : "Jamais une femme ne fut si savante qu'elle, et jamais personne ne mérite moins qu'on dît d'elle c'est une femme savante. Elle ne parlait jamais de sciences qu'à ceux avec qui elle croyait pouvoir s'instruire, et jamais n'en parla pour se faire remarquer". Émilie est aussi une fine pédagogue. Elle a le souci de vulgariser des ouvrages scientifiques. Elle a grandement contribué à diffuser la pensée de Newton, et à révolutionner, en France, l'histoire des sciences et des techniques. Émilie est dotée d'une très vive intelligence. Elle apprit le latin, le grec et l'allemand, l'espagnol, la danse, le chant et l'équitation. Femme à la mode, elle chante, joue la comédie, perd beaucoup d'argent au jeu, a des amants. Dans sa frivolité, elle coud des pompons. Pour cette raison, Voltaire écrit "Les goûts d'Émilie sont impeccables. Elle désire tout ce qu'elle voit et son coup d'œil est particulièrement vif et avec tendresse il la surnomme "Mme Pompon Newton". Elle a trois enfants et, avec son mari, ils tombent d'accord pour vivre des vies séparées. En 1733, ses retrouvailles avec Voltaire, philosophe très célèbre en Europe, font basculer sa vie.

Bébé les suit partout, les surveille.

À son retour d'Angleterre, alors en pleine gloire, Voltaire lui fait déjà découvrir les théories de Newton. Au château de Cirey, situé aux frontières de la Champagne et de la Lorraine, elle offre refuge à Voltaire poursuivi pour ses Lettres philosophiques. Ce château est la seule résidence des deux amants pendant cinq ans. À eux deux, ils deviennent les principaux propagateurs des idées de Newton en Europe.

En 1735, madame du Châtelet a traduit "La Fable des abeilles", œuvre satirique (1714-1723) d'un Anglais mort en 1733, Robert de Mandeville. Dans sa préface, elle explique pourquoi elle s'y est consacrée, elle revendique pour les femmes le droit à l'égalité avec les hommes, notamment dans le domaine intellectuel.

"*Qu'on fasse un peu réflexion pourquoi, depuis tant de siècles, jamais une bonne tragédie, un bon poème, une histoire estimée, un beau tableau, un bon livre de physique, n'est sorti de la main des femmes ? Pourquoi ces créatures, dont l'entendement paraît en tout si semblable à celui des hommes, semblent pourtant arrêtées par une force invincible en deçà de la barrière, et qu'on m'en donne la raison, si l'on peut. Je laisse aux naturalistes à en chercher une physique, mais jusqu'à ce qu'ils l'aient trouvée, les femmes seront en droit de réclamer contre leur éducation. Pour moi j'avoue que, si j'étais roi, je voudrais faire cette expérience de physique.*

Je réformerais un abus qui retranche, pour ainsi dire, la moitié du genre humain. Je ferais participer les femmes à tous les droits de l'humanité, et qu'on fasse un peu réflexion pourquoi, depuis tant de siècles, jamais une bonne tragédie, un bon poème, une histoire estimée, un beau tableau, un bon livre de physique, n'est sorti de la main des femmes ? Pourquoi ces créatures dont l'entendement paraît en tout si semblable à celui des hommes, semblent pourtant arrêtées par une force invincible en deçà de la barrière, et qu'on m'en donne la raison, si l'on peut. Je laisse aux naturalistes à en chercher une physique, mais jusqu'à ce qu'ils l'aient trouvée, les femmes seront en droit de réclamer contre leur éducation. Pour moi j'avoue que si j'étais roi, je voudrais faire cette expérience de physique.

Il semble qu'elles soient nées pour tromper, et on ne laisse guère que cet exercice à leur âme. Cette éducation nouvelle ferait en tout un grand bien à l'espèce humaine. Les femmes en vaudraient mieux et les hommes y gagneraient un nouveau sujet d'émulation ; et notre commerce, qui en polissant leur esprit l'affaiblit et le rétrécit trop souvent, ne servirait alors qu'à étendre leurs connaissances.

Je suis persuadée que bien des femmes ou ignorent leurs talents, par le vice de leur éducation, ou les enfouissent par préjugé et faute de courage dans l'esprit. Ce que j'ai éprouvé en moi me confirme dans cette opinion. Le hasard me fit connaître des gens de lettres qui prirent de l'amitié pour moi, et je vis avec un étonnement extrême qu'ils en faisaient quelque cas. Je commençai à croire alors que j'étais une créature pensante. Mais je ne fis que l'entrevoir, et le monde, la dissipation, pour lesquels seuls je me croyais née, emportant tout mon temps et toute mon âme, je ne l'ai cru bien sérieusement que dans un âge où il est encore temps de devenir raisonnable, mais où il ne l'est plus d'acquérir des talents. Cette réflexion ne m'a point découragée. Je me suis retrouvée bien heureuse d'avoir renoncé au milieu de ma course aux choses frivoles, qui occupent la plupart des femmes toute leur vie, voulant donc employer ce qui m'en reste à cultiver mon âme, et sentant que la nature m'avait refusé le génie créateur qui fait trouver des vérités nouvelles, je me suis rendu justice, et je me suis bornée à rendre avec clarté."

Combien ce texte est encore valide !

Stanislas installe Voltaire à l'étage. Il peut admirer le pavillon de la Cascade, tout le canal et au loin le salon de Chanteheux. Voltaire trouve à Lunéville un cadre agréable, où il peut écrire des lettres, compléter ou rédiger des manuscrits et faire représenter des pièces de théâtre. Il aimerait pourtant n'y rester que quelques semaines, il s'impatiente lorsque madame du Châtelet trouve toutes sortes de prétextes pour prolonger leur séjour. Stanislas s'empresse de faire les honneurs du parc à Voltaire. Le XVIIIe siècle est considéré comme l'âge d'or des automates, bien qu'ils existent depuis l'Antiquité dans une facture plus simple, mais le progrès décisif pour leur construction concerne l'amélioration des instruments de mesure du temps. L'horlogerie française domine et la mécanique horlogère passionne les élites ; ce sont donc des ingénieurs, comme Jacques de Vaucanson (1738), mais principalement des horlogers, tels Pierre et Henri-Louis Jaquet-Droz, qui furent des constructeurs d'automates, machinerie cherchant à imiter la vie, notamment animale selon les conceptions dualistes de Descartes. Certains automates sont très célèbres et la réalisation, en 1742, du "Rocher" du parc du Château de Lunéville est l'une des plus extraordinaires. En effet, sur 250 mètres environ, le long du "Grand Canal", pierres et blocs de grès sont disposés au pied de la terrasse et forment un ensemble de collines et de grottes artificielles traversées de sentiers et de ruisseaux. Cette œuvre a été réalisée par l'ingénieur François Richard (1678-1759) d'après l'idée de Stanislas et sous les directives de l'architecte Emmanuel Héré.

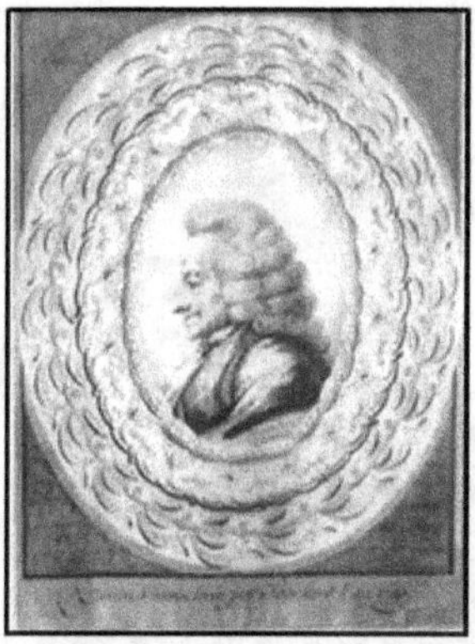

Figure 31 - Jean-Joseph Bernard, Portrait calligraphié de Voltaire, 1791. Lunéville, musée du Château des Lumières

En compagnie de Bébé, il conduit Voltaire devant le Rocher. Il veut que Voltaire (fig. 31) découvre ainsi du haut de la terrasse ce chef-d'œuvre, un spectacle inattendu d'automates. (fig. 32), avant les autres merveilles des Bosquets, avant le luxueux kiosque au décor chinois, avant les sept chartreuses ouvertes sur les jardins à la Française, avant le Trèfle de l'Ile-Saint-André, avant la ferme de Jolivet, située un quart de lieue plus loin.

Actionner une seule manette suffit à mettre en mouvement les 86 automates (88 en 1752) du Rocher, qui s'animent grâce à des systèmes hydrauliques mus par une mécanique horlogère très précise. L'eau qui arrive par des canalisations en plomb enfouies fait jouer les automates par l'intermédiaire de fils de fer.

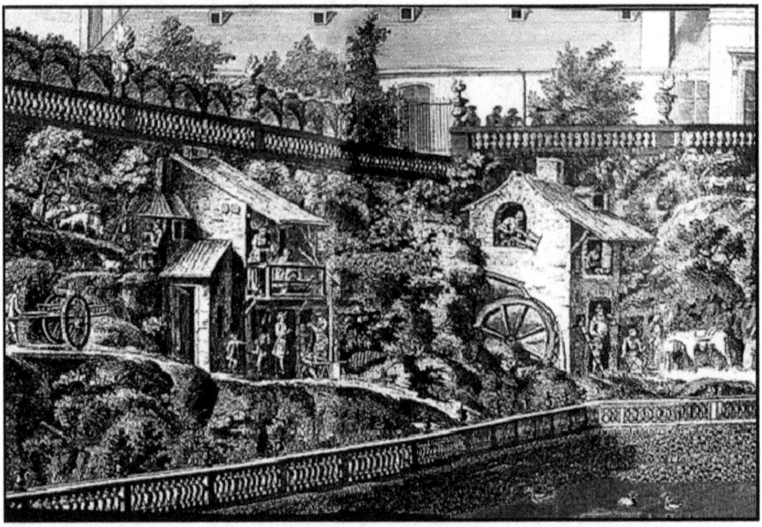

Figure 32 - Le Rocher lors d'une fête à la cour de Lunéville, Laurent Charpentier, 1842, œuvre détruite lors de l'incendie de 2003.
© Musée du Château de Lunéville. /Photo, Pierre Mignot, avec autorisation.
En haut à droite, agrandissement de Bébé debout près de Stanislas.

En sus de l'animation visuelle, on pouvait entendre le va-et-vient de la scie dans le roulement des cascades tombant sur les rochers. Le thème général est une pastorale, où sont représentées de nombreuses scènes de la vie quotidienne paysanne dans une atmosphère et bucoliques. Stanislas sait que Voltaire, qui aime le théâtre, ne serait pas insensible à celui des automates. Dès le début de la visite, les figures d'automates s'animent ; les moutons se mettent à paître, les coqs à chanter et les chèvres à se battre, le chat poursuit une souris autour d'un rocher sans jamais la rattraper. Le charretier frappe ses chevaux à coups redoublés, les scieurs tirent sur le passe-partout, la bergère file sa quenouille et l'ivrogne boit au goulot d'une bouteille sans se soucier des seaux d'eau que lui lance sa femme en colère, une demoiselle se balance sur son escarpolette.

Et Voltaire de dire ; "Sire, est-ce aussi votre royaume ? Je ne me suis pas posé cette question, du moins pas encore. Mais croyez-vous que ce village ait besoin d'un roi ? Je crois que cette machine a besoin d'un solide horloger. À mon avis, un horloger comme celui-là est une manière de roi. Je ferai transmettre votre compliment au Nancéien Richard qui a construit cela. Cet horloger dont je parle, sire..."

Stanislas pose le pommeau d'ivoire de sa canne sur le bras de Voltaire pour l'interrompre, mais le poète hoche la tête, et Stanislas interprète ce geste comme un compliment.

À ce moment précis, Stanislas et Voltaire perçoivent des craquements inquiétants du côté de la bergère qui, simultanément, oscille dangereusement d'avant en arrière sans cesser pour autant de filer sa quenouille. Par ce mouvement intempestif qui s'accentue, elle heurte les escarpins de la demoiselle qui, à son tour, pivote sur son escarpolette et reste suspendue, la tête en bas, dans une posture obscène et comique. Bébé surgit alors, les pieds dans le ruisseau, espérant les félicitations de son maître pour avoir réussi ce bon tour.

Avant de s'esclaffer devant cette pastorale d'un nouveau genre, Voltaire voit le roi courroucé agiter sa canne dans un moulinet dangereux qui lui glisse des mains, voltige au-dessus du Rocher puis retombe en brisant net la bouteille de l'ivrogne. Bébé applaudit à tout rompre de ce rebondissement imprévu mais sa joie s'interrompt brutalement lorsqu'il reçoit, en plein visage, le contenu du seau de la femme de l'ivrogne, que le mécanisme détraqué avait dévié. Du coup, le roi retient l'exclamation de colère qui terrorisait habituellement tout le château, et il part d'un franc éclat de rire. Trempé des pieds à la tête, Bébé n'en a pas moins conservé sa bonne humeur insolente. Il mêle alors son rire perçant à celui, nerveux et saccadé, de Voltaire et à celui, large et sonore, de Stanislas qui le gronde : "Allons, rapportez-moi cette canne et ne faites plus l'enfant !" La canne dans les bras, Bébé se laisse glisser sur un rocher et retombe aux pieds du roi qui a juste le temps de l'empoigner pour lui éviter de se fracasser la tête dans le mur de la terrasse (fig. 33). Et Stanislas de réprimander ; Quand serez-vous donc sage, Bébé ? Le jour où je ne vous ferai plus rire, Stan ! Cette répartie gouailleuse plaît à Voltaire qui s'accroupit devant le nain et, lui tenant les poignets, s'écrie ; "Voici enfin celui que je cherchais et que je n'avais trouvé que dans mes rêves.

Voici mon petit sauvage qui fait ce qu'il veut et dit ce qu'il pense, mais qui, dans ses étonnements naïfs, profère des jugements pleins de sagacité".

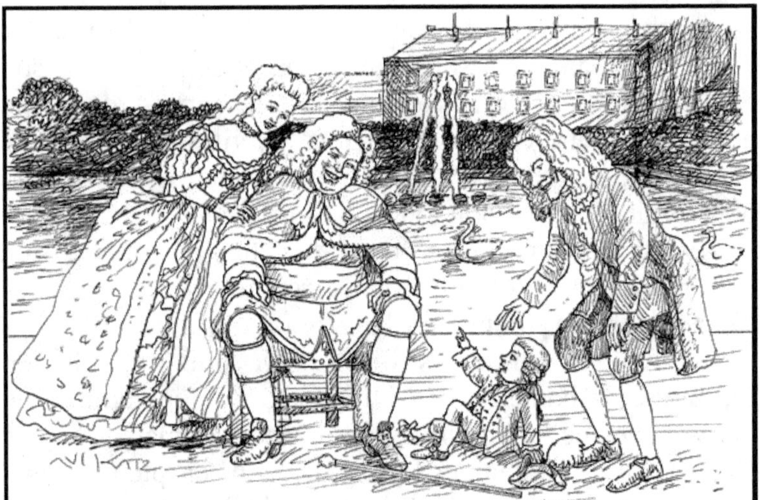

Figure - 33. Stanislas et Voltaire avec Bébé devant le Rocher.
©Avi Katz 2017.

J'ai l'impression d'assister à la naissance d'une solide amitié, dit Stanislas. Je serais jaloux si Bébé et moi-même nous ne faisions tout un. Comment vous expliquer cela, mon cher Voltaire, mais il ne s'agit point d'une manière de s'exprimer. Il y a, entre nous deux, de secrètes connivences, tout un faisceau de liens plus instinctifs que guidés par l'entendement. C'est comme si Bébé partageait à certains moments ma façon de voir et de sentir les choses, c'est comme s'il était mon sixième sens.

"Vous n'avez encore rien vu, mon cher Voltaire, dit Stanislas avec un brin de mystère. Alors Stanislas claque des doigts, et Bébé s'élance derrière un bloc de grès en battant des mains comme un petit dieu. Et Voltaire intrigué ; "Qu'est-ce que cela, Bébé aurait-il sa place dans cette symphonie ? Il l'a, mon cher Voltaire, il l'a, mais point de la manière que vous imaginez. Oh ! Je n'imagine rien, sire. Ne suis-je pas déjà comblé ?". Le vacarme de la première chute d'eau libérée entre les rochers par Bébé lui coupe le souffle car, au-dessus de la première cascade, s'en ajoutent une seconde, une troisième, une quatrième. L'eau jaillit de partout en un chassé-croisé de rigoles qui prennent possession de chaque anfractuosité de roche selon un ordre et un agencement qui séduisent le poète.

Deux ans après son arrivée, Bébé parlait donc bien le français et prononçait toutes les lettres !

Hélas, à la mort de Stanislas en 1766, Louis XV, à qui revient la Lorraine, ne désire pas profiter du château et il décide de détruire ces magnifiques constructions tels le Kiosque, le pavillon de la Cascade et le Rocher et les automates mais, heureusement, il reste les tableaux d'époque du peintre André Joly, qui reproduisent ces derniers (Musée lorrain, Nancy).

En 2012, Vincent Hertz du Musée du Château des Lumières de Lunéville a réalisé une magnifique animation, à partir de ces tableaux.

Dans la journée, Émilie chante, danse, joue la comédie. Elle adore le théâtre, l'opéra, le ballet. Par exemple, avec son amie, madame de Boufflers, l'on vit, un soir, "Madame du Châtelet, déguisée en Turc, et conduisant au bal madame de Boufflers, déguisée en sultane". Non sans ironie, Voltaire écrit dans ses Mémoires : "Nous allâmes passer à Lunéville toute l'année 1749. Il arriva tout le contraire de ce que voulait le révérend père. Nous nous attachâmes à madame de Boufflers ; et le jésuite eut deux femmes à combattre". Dès leur arrivée, Bébé est curieux d'Émilie et de Voltaire et s'ingénie à leur faire des farces. Il a 7 ans et adore les taquiner à propos de leur amour, transporte les messages et, depuis leur visite des automates, Bébé considère Voltaire comme son ami. Stanislas n'a d'yeux que pour la divine Émilie qui lui explique, entre autres, la théorie de la gravitation universelle et, la nuit venue, elle donne des leçons d'astronomie.

Émilie rejoint le cercle de la Boufflers. En 1746, le marquis de Saint-Lambert, qui est aussi un philosophe, un conteur et un poète lorrain, part pour la guerre et, à son retour, constate que madame de Boufflers, sa maîtresse, l'a remplacé. Pour tenter de la rendre jalouse, il séduit la marquise Émilie du Châtelet. Cette dernière conçoit pour le poète une passion immédiate.

Bébé, ayant observé madame du Châtelet et Saint-Lambert enlacés, s'empresse de prévenir Stan. Bébé les observe et assiste, caché, aux échanges de billets doux. Émilie tombe enceinte de Saint-Lambert.

Voltaire revenu à Lunéville, elle joue des pièces de Voltaire. Elle chante Zélindor roi de Sylphes. Elle danse le ballet des Éléments. Les représentations théâtrales se succèdent. On donne Mérope, et Voltaire confie à un correspondant qu'il y a pleuré comme le reste du public. Madame du Châtelet, qui chante bien, joue dans l'opéra Issé, avec mademoiselle de Lutzelbourg ; le roi Stanislas leur a fait confectionner de somptueux costumes. Nous avons répété Zaïre jusqu'à trois heures du matin, nous la jouons demain avec la Sérénade.

Mort d'Émilie du Châtelet

Le 4 septembre, Émilie met au monde Stanislas Adélaïde. La marquise Émilie du Châtelet meurt des suites de ses couches, le 10 septembre 1749, peu après la naissance de sa petite fille qui ne lui survit que peu de temps. Elle est inhumée à Lunéville. Stanislas lui offrit des funérailles grandioses. Émilie du Châtelet est enterrée sous une dalle dans le sol de l'église de Lunéville. Madame du Châtelet, femme de sciences célèbre et importante, philosophe, défenseur du droit des femmes et de leur égalité, est toujours fêtée et honorée à Lunéville et ailleurs. Le cercle de madame du Châtelet à Lunéville a réclamé, en permanence, une stèle au niveau de son tombeau. Jusqu'en janvier 2017, elle reposait sous une dalle anonyme. Maintenant, la dalle est gravée. Des congrès, des expositions lui sont consacrés. Récemment, à Paris en 2006, Bibliothèque nationale de France. Site Richelieu – Galerie Mazarine : Madame du Châtelet. La Femme des Lumières. En 2006 aussi, "Émilie du Châtelet, une Femme de Sciences et de Lettres. Bibliothèque Universitaire. Créteil". L'Institut Émilie du Châtelet met son œuvre à jour et poursuit ses travaux pour affirmer l'égalité entre les femmes et les hommes.

Émilie du Châtelet et Voltaire ont largement contribué à la gloire du château de Lunéville.

En 1750, Stanislas s'installe à Nancy, à l'Intendance, pour quelque temps. Tous les jours, il y a concert. On y a construit une nouvelle salle de spectacle. On joue "Cénie", pièce nouvelle de madame de Graffigny. Bébé danse deux fois sur le théâtre et est couvert d'applaudissements. Ceci prouve que Bébé accompagne Stanislas dans ses déplacements et qu'il est loin d'être un idiot. Il ne quitte pas Stanislas, reste à ses côtés presque toute la journée. De nombreuses autres personnalités venaient rendre visite à Stanislas et Bébé les rencontrait. Ainsi, la renommée de Bébé est très grande même en dehors de Lunéville. Un nain, personne n'en avait vu et de plus dans une cour. Alors qu'ils sont interdits en France, il y en a un chez Stanislas à Lunéville, quelle chance. Il est beau, agréable. On vient le voir, de partout, des alentours mais aussi d'ailleurs en France et en Europe. Un grand personnage important vient troubler cette quiétude.

Louis-Élisabeth de La Vergne, comte de Tressan, en 1750

Tressan est un homme de plume et d'épée, poète et physicien, membre de plusieurs académies françaises et étrangères, il est élu membre de l'Académie royale des sciences de Paris en 1749 et sera membre de l'Académie française en 1780, élu au fauteuil 31. Il est aussi membre des Académies de Londres et d'Édimbourg. Il rencontre, à Paris, Sauveur Morand, chirurgien, collaborateur de l'Encyclopédie, membre de l'Académie des sciences. Il est très célèbre et très apprécié de Stanislas. Sa réputation littéraire et scientifique est grande. Après avoir été attaché à la personne de Louis XV, Tressan obtient du régent, en 1723, une commission de mestre de camp et une compagnie. Aussi bien au physique qu'au moral, Tressan est doué des plus précieuses qualités. Il a une physionomie charmante, beaucoup de grâces naturelles, une politesse facile et des formes aimables ; de plus, il possède de l'imagination, de l'esprit, des connaissances, un goût très décidé pour les sciences exactes et la poésie. Des débuts assez heureux dans des genres si dissemblables lui attirent, très jeune, une véritable réputation. Malheureusement, son caractère souffre de ces faciles succès et il ne peut se défendre d'un peu de vanité et de beaucoup de pédanterie. Toutes les bonnes qualités de Tressan sont, en outre, gâtées par son esprit caustique et son goût pour l'épigramme. Ses travaux sérieux ne l'empêchent nullement de se distraire et il a l'art précieux de mener de front le travail et les plaisirs. À Versailles, il partage les amusements d'une cour jeune et brillante. Il a été un courtisan assidu de Louis XV. À Paris, il fait partie des sociétés les plus agréables. Il est de celle de Pantin, composée d'hommes spirituels et de femmes charmantes. Ils ont loué à frais communs une vaste habitation ; on y fait de la musique, on y danse, on y joue la comédie, on y donne des fêtes. Il fréquente la société de la reine Marie Leszczynska. Tressan est philosophe, frondeur et satirique. Il s'attire des ennuis à Versailles et doit quitter la cour. Il se retrouve muté à Toul avec sa femme et ses enfants où il est nommé gouverneur de Toul et gouverneur de Lorraine. En 1750, il est appelé par le roi Stanislas à la cour de Lunéville où il reçoit le titre de grand maréchal des logis du château. Il y logera avec sa famille vers 1758. Dès lors, il sera présent à toutes les réunions et fêtes. Ami de Voltaire et de Buffon, il joue à la cour de Lunéville un rôle important. Il trompe sa femme avec les dames de la cour de Lunéville qu'il s'empresse de fréquenter et en particulier avec madame de Boufflers. Lors de ses visites à Paris, il rencontre Buffon, Diderot et Morand, et les met au courant de ce qui se passe à Lunéville et de la vie de Bébé.

À son arrivée à Lunéville, Tressan a 45 ans et Bébé 9 ans. Il croise Bébé mais l'évite car, pour lui, Bébé est un nain, donc un monstre inculte, un animal, un idiot et il ne s'en cache pas. Il essaye de le montrer, et le décrit ainsi. Il déteste Bébé et le décrit avec animosité "J'avoue même que je n'ai jamais vu Bébé qu'avec répugnance et une secrète horreur qu'inspire presque toujours l'avilissement de notre être. Il n'a reçu aucune notion de l'Être suprême. Bébé ne passant pas les bornes de l'instinct n'a jamais donné que des marques très imparfaites d'intelligence. Il est imbécile, colère et le système de Descartes sur l'âme des bêtes serait plus facilement prouvé par l'existence de Bébé que par celle d'un singe ou d'un barbet". Il rajoute : "Il était susceptible de quelques passions, de l'espèce de la jalousie. Bébé a cette espèce de faiblesse et d'imbécillité qui, dans le nain du roi de Pologne, se manifeste souvent et plus encore que dans un enfant de quatre ans". **Il est l'ennemi de Bébé.** Tressan considéré comme un grand scientifique ne peut pas se tromper dans ses jugements ! C'est une sommité. Madame de Pompadour prend des nouvelles de Lunéville par l'intermédiaire du comte de Tressan qu'elle a connu à Paris et à Versailles et qui est maintenant devenu familier de Lunéville. Elle sait qu'en 1746 Stanislas a pris un nain âgé de 5 ans. Elle se renseigne à son sujet et, en réponse à l'une de ses lettres, le comte de Tressan (Lettre XIV, en réponse à la lettre XX. de Madame de Pompadour) lui écrit :

À Toul, le 15 mai 1756, *"Madame la Marquise, tout ce qu'on vous a dit du Nain Bébé, est très vrai, Son esprit est même cultivé, et il vient de m'en donner une preuve. Je lui ai dit l'intérêt que vous preniez à lui, et qu'il devait vous faire dire quelque chose d'analogue à sa petite personne." Oh bien, dites à Madame la Marquise, que j'ai lu ce matin que les Nains faisaient, il y a bien longtemps, les délices des Sybarites, et que tous les Colonels de cette nation en avaient un pour porter leur épée, que les Romains empruntèrent d'eux ce bel usage, qui delà est passé. On ne sait comment, en Pologne, la nature a fort multiplié ces productions imparfaites, et que cet usage, à mon grand regret, gagne la France, où je m'ennuie, mortellement, d'être tantôt enfermé dans un pâté, comme un lapin, tantôt dans une basse de viole, que sais-je où et d'être toujours montré, comme une curiosité. J'ajouterai à l'érudition de Bébé, que les Nains sont encore très communs en Allemagne*". Donc, en 1756, elle n'avait pas encore vu le nain Bébé âgé alors de 15 ans.

1759 Le nain Joseph Boruwlaski à Lunéville

Il y eut un drame, dans la vie de Bébé en 1759. Cette année-là, le 1er décembre, arrive au château de Lunéville une grande dame polonaise, parente de Stanislas, la comtesse Humiecska.

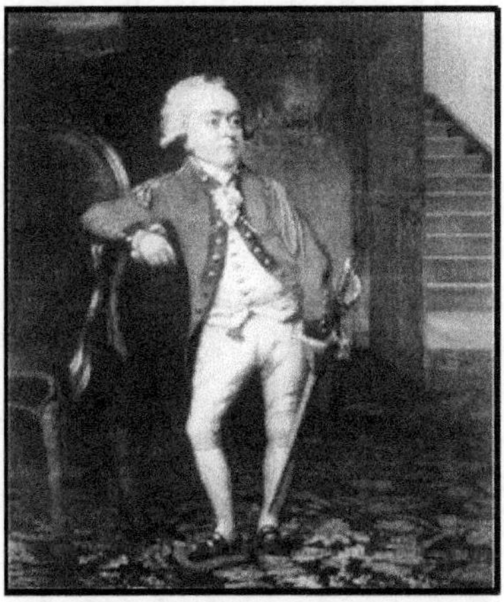

Figure 34 - Joseph Boruwlaski, d'après Philip Reinagle, 1782. Domaine public

Le roi lui donne l'hospitalité au château pour quelques semaines. Elle est accompagnée d'un nain, gentilhomme polonais, issu de la petite noblesse, sans fortune, nommé Joseph Boruwlaski (fig. 34) que l'une de ses amies, la comtesse de Tarnow, lui a confié. Il reçoit néanmoins une bonne éducation. Né en 1739 en Pologne, il est âgé de vingt ans. À partir de 15 ans, il parcourt l'Europe avec la comtesse Humiecka qui l'a en charge et l'exhibe avec complaisance. Arrivé à Lunéville, il fréquente la cour et s'attire la haine de Bébé qui est très jaloux. Physiquement, Boruwlaski rayonne de jeunesse et de vitalité. Tous les historiens s'accordent à vanter l'esprit, l'instruction, la bonne grâce, et toutes les perfections de la petite personne de Joseph. Intellectuellement, la différence avec Bébé est écrasante. Toute la cour s'extasie. Le comte de Tressan l'admire sans limites : "Le nain le plus surprenant qui se puisse imaginer, le Polonais sait lire, écrire, compter, parle trois langues dont la nôtre. Doté d'une grande intelligence, il est très cultivé, doué pour les arts, notamment pour la musique. Bébé peut se prévaloir d'un petit talent pour les danses, il est malgré tout un demeuré qu'on avait renoncé à tirer de son analphabétisme et d'une crasse sur laquelle les sacrées vérités de la religion d'État n'eurent jamais aucune prise".

Il a deux ans de plus que Bébé qui a dix-huit ans, et mesure 89, 5cm, mais il est plus petit. Ce nain est harmonieux. Il avait à la naissance 28 cm, à vingt ans : 71 cm, (fig. 35) à vingt-cinq ans : 89 cm.

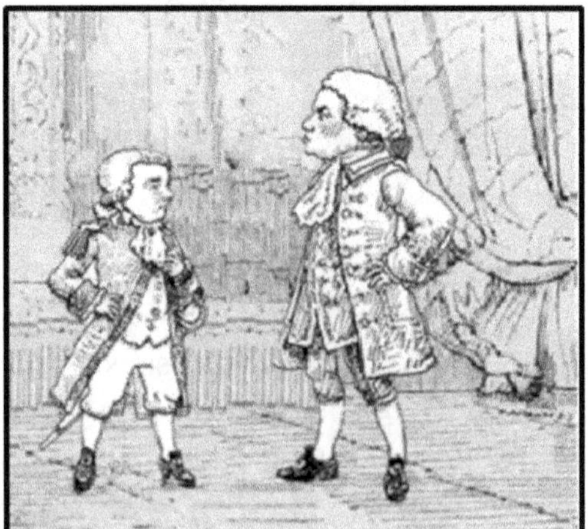

Figure 35 - Joujou et Bébé (à droite). Dessin original d'Avi Katz 2017. Collection personnelle.

Joujou, tel est le surnom sous lequel bientôt on désigne Boruwlaski, ne devait pas tarder à supplanter Bébé dans la faveur des gens de cour. Un jour, le roi, ayant à le morigéner, lui dit :

"Voyez, Bébé, quelle différence il y a entre vous et Joujou ; il est aimable, gai, amusant, instruit, tandis que vous, vous n'êtes qu'une petite machine." Jaloux des marques d'amitié que chacun donne à son rival, Bébé jure de se venger.

Bébé supporte l'affront sans rien dire, mais, dès que le roi est sorti, il s'approche sans bruit de Joujou, il le prend à bras- le- corps et le précipite dans le brasier qui rougeoie dans la grande cheminée.

Joujou se défend vigoureusement ; ses cris attirent le roi qui arrache le petit étranger des mains de son sauvage agresseur. En plus d'une correction, sévère et méritée, Stanislas impose à Bébé de faire publiquement amende honorable à sa victime. Bébé s'y refuse d'abord et, quand il s'y résout, il manifeste un profond et bruyant chagrin d'y avoir été contraint.

Avoir deux nains ensemble, sous le même toit, à Lunéville, alors qu'ils sont interdits à la cour en France, est une chance inouïe pour Tressan le scientifique, qui se doit de les étudier, d'autant plus que peu d'écrits scientifiques existent encore sur les nains.

Le 3 décembre 1759, Tressan envoie à l'Académie des sciences un Mémoire de 7 pages dans lequel il établit un parallèle entre les deux nains. Ce mémoire, publié le 9 janvier 1760, est très important car Tressan compare deux nains contemporains, Bébé qui a 18 ans et Joujou âgé de 20 ans.

Son récit est différent des mémoires de Geoffroy et de Morand. Loin d'être objectifs, ses propos sont conditionnés par l'admiration sans limites qu'il porte à Joseph Boruwlaski et la haine qu'il éprouve pour Bébé. Ce mémoire est sévère pour le pauvre Bébé mais tout ce qu'il écrit sur Bébé est considéré comme véridique. C'est une première étude sur les nains actuels. En 1760, son mémoire devient la référence. À partir de cette date, de nombreuses études vont concerner les nains et les auteurs citeront Tressan comme source et décriront Bébé selon les descriptions de Tressan. Celui-ci traduit, en son rude langage scientifique, l'appréciation si favorable à Bébé donnée par ailleurs par la princesse de Talmont. On y lit : "jusqu'à 15 ans Bébé a les organes libres et toute sa petite figure très bien et très agréablement proportionnée. À cet âge, la puberté a produit sur les organes de la génération un trop grand effet qui causa le dépérissement du reste du corps. Il se dessèche, s'affaiblit, son nez grossit, l'épine du dos se courba, sa tête se pencha et une omoplate se déjeta. Il grandit de 4 pouces (10, 8 cm), (Nous interprétons cette augmentation de taille comme un pic pubertaire, décalé par rapport à l'apparition d'organes sexuels adultes). Bébé paraissait aimer la musique, et battait quelquefois la mesure assez juste ; on était même parvenu à le faire danser ; mais en dansant il avait sans cesse les yeux attachés sur son maître qui, par des signes, dirigeait tous les mouvements, ainsi qu'on le remarque dans tous les animaux dressés.

Morand note dans son rapport à l'Académie des sciences (1764) que d'après Tressan : "Madame la princesse de Talmont essaya de lui donner quelque instruction. Son esprit n'est nullement formé ; on n'a jamais pu lui apprendre à connaître une lettre. Il n'a jamais pu faire le plus petit ouvrage. Il était susceptible de quelques passions, mais, malgré tout son esprit, elle ne put développer celui de Bébé ; il en résulta seulement ce qui devait fatalement arriver ; il s'attacha à elle ; il en devint même si jaloux qu'un jour, voyant cette dame caresser une petite chienne devant lui, il l'arrache de ses mains avec fureur et la jette par la fenêtre en disant : Pourquoi l'aimez-vous plus que moi ? Il n'a pas été possible de développer, chez lui, ni jugement, ni raison ; la très petite mesure des connaissances qu'il a pu acquérir n'a jamais été ni à prendre aucune notion de religion, ni à former aucun raisonnement suivi ; sa capacité ne s'est jamais élevée au-dessus de celle d'un chien bien dressé". Madame de Talmont fut furieuse, quand le comte de Tressan, ayant publié sa communication à l'Académie, la Gazette de Hollande s'avise d'en reproduire le passage le plus défavorable à Bébé. Bébé est vengé par la mordante et spirituelle réponse de la princesse de Talmont qui, outrée de voir son élève malmené par Tressan, lui répond par la fameuse lettre écrite à un ami de Paris. Ces pages sont tout à fait dans la manière de l'irritable femme, car elle souligne que Tressan s'est permis de faire tort à Bébé de 3 pouces, puisqu'il lui en donne 36, alors qu'il n'en compte que 33, et il y est, par endroits, assez vertement houspillé. Cette gentille créature a eu le bonheur de plaire à un roi fait pour régner sur les cœurs par ses vertus, comme sur les esprits par les lumières de son génie.

Quant aux sentiments du cœur, Bébé annonce un être raisonnable. Flatté des louanges comme sensible aux reproches, il connaît tout le prix de la petitesse de sa figure. Bébé coule des jours heureux à Lunéville. Tous les serviteurs et toute la cour le connaissent et aiment le taquiner.

La comparaison entre le nain lorrain et le nain polonais est reprise cette fois, au profit du premier, "surprenant par la délicatesse de ses traits et la finesse de ses proportions miniatures qui semble échappée des mains de la nature. Son nez n'est ni monstrueux, ni difforme, c'est un nez aquilin très bien pris, et qui lui donne l'avantage du proverbe. Il n'est vieux que pour ceux qui l'ont vu dans sa jeunesse. Nous avons relevé dans le Mémoire de Tressan plusieurs contre-vérités, déjà signalées.

* Bébé est arrivé à 6 ans, or, Bébé avait bien 5 ans à son arrivée à Lunéville..

* Son père était un paysan solide pour les travaux de la terre.

* Il précise que sa mère a accouché avant terme à 7 mois, ce qui sera considéré comme la cause de son idiotisme car le cerveau n'a pas eu le temps de se construire entièrement.

* C'est son père qui l'a confié à Stanislas. Il relate qu'à 6 ans (sic), à son arrivée à Lunéville, il mesurait 15 pouces de haut (40, 6 cm) et ne pesait que 13 livres (6, 4 kg).

Ceci contredit la version de Geoffroy, que nous estimons la plus crédible car lue à l'Académie de Paris en 1746. À en croire les mesures de Tressan, en un an Bébé aurait grossi de 1, 8 kg et rapetissé de 19 cm. A 15 ans, il mesurait 29 pouces (78, 5 cm). Mais cette description de Bébé est très importante car Tressan était une sommité. Lorsqu'il est arrivé à la cour de Lunéville, Bébé avait 9 ans et Tressan 45 ans.

Malgré ces erreurs, ce sont les écrits de Tressan qui sont repris par les autres scientifiques de l'époque. Diderot, Buffon, Morand, en auront une copie, et hélas reprendront les erreurs mais il n'y a pas d'autres écrits. Cette description de Bébé est très importante car Tressan est une sommité.

Son Mémoire a été envoyé à l'Académie royale en 1760, Bébé avait 19 ans. Ce Mémoire a été repris par la plupart des scientifiques et est devenu le texte "officiel" du caractère de Bébé. Il est extrêmement défavorable. Ces chercheurs ne semblent pas avoir lu les autres descriptions de Bébé. Peut-être Tressan a-t-il raison ou peut-être a-t-il exagéré, il y a tellement de différences avec les descriptions faites par Geoffroy et d'autres membres de la cour de Lunéville. La princesse de Talmont, quant à elle, donne une appréciation favorable à Bébé. Morand, qui fréquentait Lunéville, écrit dans son rapport établi d'après des renseignements sûrs : "Il n'a pas été possible de développer chez lui, ni jugement, ni raison ; la très petite mesure de connaissances qu'il a pu acquérir n'a jamais été ni à apprendre aucune notion de religion, ni à former aucun raisonnement suivi ; sa capacité ne s'est jamais élevée au-dessus de celle d'un chien bien dressé. Toutefois, s'il était coléreux et jaloux, Bébé n'était pas dépourvu de toute qualité ; il est affectueux et partage son affection entre le roi Stanislas et la princesse de Talmont. Il y avait bien des lettres de courtisans, mais peu diffusées. Les récits d'après les histoires recueillies à la cour ou dans le voisinage sont bien plus tardifs. La plus ancienne fiable est celle de Guerrier, Annales de Lunéville de 1818. Les mémoires de Tressan de 1760 et 1764 et ceux de Morand de 1764 et 1773 seront les sources d'information sur Bébé. La princesse de Talmont constate que Bébé a été touché jusqu'aux larmes de ce que l'arrivée de monsieur Joseph Boruwlaski lui a fait perdre l'unité de mérite, sentiment naturel pour un cœur sensible, qui n'a d'autre avantage que la singularité. Je l'ai vu touché, dit-elle, au point de ne vouloir prendre aucune nourriture, par l'avilissement où monsieur de Tressan le réduit dans son mémoire. C'en est fait, ce sont ses propres paroles que j'ai ouïes moi-même, c'en est fait, je ne suis plus rien, a-t-il dit ; le roi ne se souciera plus de moi. Qu'ai-je donc fait à monsieur de Tressan pour qu'il me dénigre ainsi ?" De pareils sentiments tiendraient-ils du singe ou du barbet" ? Peut-être Tressan a-t-il raison ou peut-être a-t-il exagéré, il y a tellement de différences avec les descriptions faites par Geoffroy et d'autres membres de la cour de Lunéville. Il est difficile de décider. Toutefois, s'il était coléreux et jaloux, Bébé n'était pas dépourvu de toute qualité ; il est affectueux et partage son affection entre le roi Stanislas et la princesse de Talmont. Le "nain roturier" Bébé se mit à "crever de dépit", selon l'expression même d'un témoin. Quand on plaça les deux nains en présence, Boruwlaski s'excuse auprès de Bébé d'être plus petit que lui. "J'ai été malade et c'est ce qui m'a fait grandir", répondit sèchement Bébé avant d'aller s'enfermer dans ses appartements.

Au reste, Joujou ne s'éternise pas à Lunéville et, le 31 décembre 1759, il est à Paris, poursuivant le cours de sa vie aventureuse. Il s'est marié et avec son épouse ils ont eu une fille. Ils donnent des concerts à Vienne, jouant ses propres compositions. Ensuite, il décide de devenir son propre impresario. Il s'installe finalement en Angleterre et gagne sa vie en donnant des concerts. À Londres, il a employé le titre de comte Boruwlaski et a organisé des concerts d'abonnement. Il meurt le 5 septembre 1837 à l'âge de 98 ans.

Société royale des sciences et belles-lettres

Depuis quelques années, le chevalier de Solignac avait suggéré à Stanislas l'idée de fonder une Académie comme il en existe dans quelques grandes villes d'Europe. L'idée plaît beaucoup à Stanislas qui aime tant les arts, les sciences et les lettres. Stanislas voyait déjà les plus brillants illustres savants de l'Europe venir y briguer une place, mais monsieur de La Galaizière s'y refusa. Tressan, avec son ami Voltaire, pousse Stanislas à fonder la Société royale des sciences et belles-lettres qu'on appelle "L'Académie de Stanislas", mais qui s'appelle, à l'origine, la Bibliothèque publique. Elle est fondée en 1750 et des jetons sont frappés à cette occasion (fig. 36). La réunion est superbe. Tressan en est le second président. Il était très lié avec Panpan et le fit nommer académicien. Buffon,

Montesquieu, Fontenelle et Daubenton ont appartenu à l'Académie avec le titre de membres étrangers ; la Lorraine n'étant pas la France.

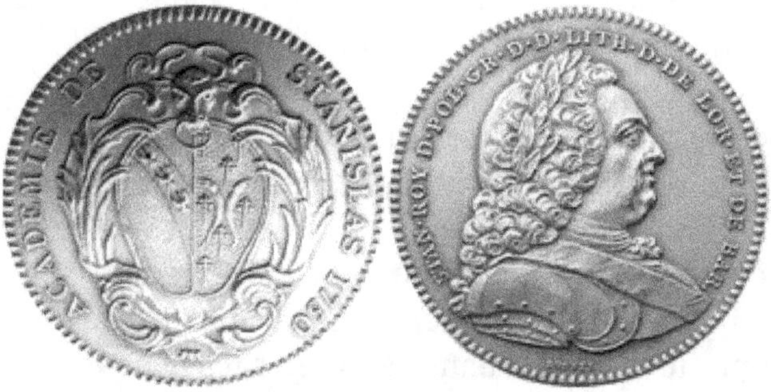

Figure 36 - Lorraine, Académie Stanislas, jeton cuivre 1750.
Collection personnelle.

Elle est inaugurée le 3 février 1751

Bébé, âgé de 10 ans, est certainement de la fête.

D'après les archives, Buffon n'est jamais allé à Nancy, à l'Académie. Imprégnés de l'esprit des Lumières, les académiciens les plus actifs sont surtout des hommes de lettres, des médecins et des professeurs. Stanislas, accompagné de Bébé, assistc lui-même à certaines séances de l'Académie.

Cette Académie est aujourd'hui le siège de la Bibliothèque municipale de Nancy. Ainsi, Bébé a côtoyé beaucoup de célébrités, et devient un personnage illustre. Il ne quitte pas Stanislas, reste à ses côtés presque toute la journée. En 1752, Bébé a 11 ans. Il est présenté officiellement à la cour. Il devient courtisan et n'a rien d'un bouffon.

La langue de la haute justice et de l'administration était le français, mais les populations parlaient surtout une variété de dialectes.

Madame de Pompadour et son retour à Lunéville

Après son premier séjour à Lunéville et son retour à Paris en 1740, madame de Pompadour se marie en 1741 avec Charles- Guillaume Lenormant d'Étiolles, et devient madame Lenormant d'Étiolles. La beauté de Jeanne-Antoinette et son esprit la font connaître et elle devient l'hôtesse des salons cultivés et mondains de Paris.

"J'eus l'occasion de revoir la cour de Stanislas" a-t-elle écrit. Elle devient rapidement la reine de ce monde de la bourgeoisie grâce à sa gaîté, ses talents et son bon cœur. Elle contribue énormément à la promotion des œuvres des grands philosophes, des écrivains, et des artistes peintres. Sa propriété se situe dans la forêt royale et le roi vient fréquemment chasser aux abords. En 1743, madame d'Étiolles acquiert le droit statutairement d'assister à ces chasses. Durant l'été 1743, Louis XV la remarque.. En 1745, elle rencontre Louis XV à Versailles. Le roi s'éprend d'elle et l'installe la même année au château de Versailles, dans un appartement au-dessus du sien. En juillet, il lui offre le domaine de Pompadour, la favorite devient marquise et est officiellement présentée à la cour en septembre 1745. Cette favorite est une grande protectrice des arts.

Vers 1757, elle raconte dans ses Mémoires son second voyage à Lunéville : "j'eus l'occasion d'y voir un phénomène qui, après m'avoir inspiré un grand effroi, me divertit beaucoup. On avait apporté au roi Stanislas un nain, âgé de 5 ans, et qui mesurait 22 pouces, soit 56cm. (NDA), mais fort bien proportionné, et d'une jolie figure. Autant il semblait que la nature se fût montrée parcimonieuse dans la construction du corps de cet enfant, autant elle paraissait lui avoir départi volontiers les charmes de l'esprit, la grâce et la finesse ; à tout instant il nous donnait lieu d'admirer des preuves d'une sagacité et d'un discernement peu communs à cet âge. A ces bonnes qualités il joignait un peu de malice et d'espièglerie, se plaisait à casser des porcelaines, et n'étant jamais plus heureux que lorsqu'il avait fait passer quelque objet de poids, tels un couteau ou une clef, à travers un carreau de vitre dont les morceaux en tombant faisaient naître en lui des éclats de rire inextinguibles. On lui avait construit, dans une chambre voisine du cabinet du roi, un magnifique hôtel que, bien entendu, il occupait à lui seul, ayant grand soin de fermer la porte à double tour chaque fois qu'il rentrait pour se coucher.

Quand il était de mauvaise humeur, il tirait les rideaux de ses fenêtres, et répondait à ceux qui étaient venus faire la cour à Stanislas que l''ambassadeur du roi de Prusse, ce prince, désirant présenter à l'excellence la petite curiosité humaine, envoyât Grégory, son valet de chambre, à l'hôtel Bébé, prier monsieur de vouloir bien se rendre au cabinet du roi.

Le nain, qui, la veille, avait mangé beaucoup de sucre trempé dans la tasse à café de madame de Linanges, dame d'honneur de la reine, s'était mal reposé pendant la nuit, et le bruit que faisaient sur le parquet les gens qui passaient devant son hôtel ne lui permettant pas de dormir depuis le moment de la réception, monsieur n'était pas disposé au métier de courtisan. Le premier message du roi n'ayant pas eu de résultat, un second fut envoyé avec promesse d'une veste de hussard. Pas plus de réponse. Le petit bonhomme, voulant faire croire qu'il était sorti, avait laissé ouverts tous les rideaux de sa cage, bien barricadé portes et fenêtres, et laissait les gens du roi faire le pied de grue devant l'hôtel. Inquiet de ce silence, le roi, accompagné de l'ambassadeur, alla frapper lui-même à la porte de Bébé, et le nain ne le reçut pas plus poliment. Monsieur de Keller, dit Stanislas à l'ambassadeur, passez de ce côté-là, et nous allons lever ensemble l'hôtel. Les appartements de Bébé n'avaient pas d'autre parquet que celui des appartements du château, en sorte que le roi et M. de Keller ayant enlevé les murs et le toit de l'hôtel, le maître se trouva tout à coup en plein air du salon, et entouré de la foule des courtisans qui étaient venus assister à l'entreprise. Le pauvre petit, en voyant s'enlever la maison qui demeurait suspendue entre les mains du roi et de l'ambassadeur, poussa des cris et témoigna une frayeur qui divertit beaucoup l'assemblée entière. Une autre fois, ce fut l'épagneul de madame de Villancourt qui, trouvant la porte de Bébé toute grande ouverte, n'eut aucune difficulté à y entrer. Le nain, épouvanté de se trouver ainsi seul à seul avec un colosse de son espèce, se mit à pousser des cris perçants, appela tous les gardes à son secours, et, sans attendre davantage, sauta par la fenêtre ; mais le chien, épouvanté des cris du maître de la maison, avait déjà gagné la porte, si bien qu'ils se sauvaient chacun de leur côté, effrayés l'un de l'autre. Instruit dès l'âge de cinq ans des secrets que l'on n'apprend guère qu'à douze ou quinze ans, Bébé n'avait pas des jeunes filles autant de frayeur que des petits chiens ; et, comme on ne pouvait s'offenser de ses espiègleries, il prenait des privautés qui divertissaient beaucoup le bon Stanislas. Dans un moment où je le baisais sur sa petite bouche, il me fit devenir rouge comme le feu en passant sa main sous ma robe pour prendre sur ma poitrine les feuilles d'une rose que j'avais effeuillée. Tout joyeux de mon embarras, il se laissa glisser sur mes genoux et courut dire à l'oreille du roi quelques mots dont l'un et l'autre rirent pendant un quart d'heure."

Un dîner réussi

Flatté de l'accueil que chacun fait à son jeune nain, Stanislas conçoit une idée des plus gaies pour divertir sa cour. Il invite à un grand dîner, auquel assiste madame de Pompadour (seconde à droite), nombre de seigneurs, d'officiers et de dames.

Le jour arrivé, les convives sont là à l'heure désignée. La principale pièce du repas est un énorme pâté, qui a la forme d'une citadelle ; on y voit des tours et des tourelles.

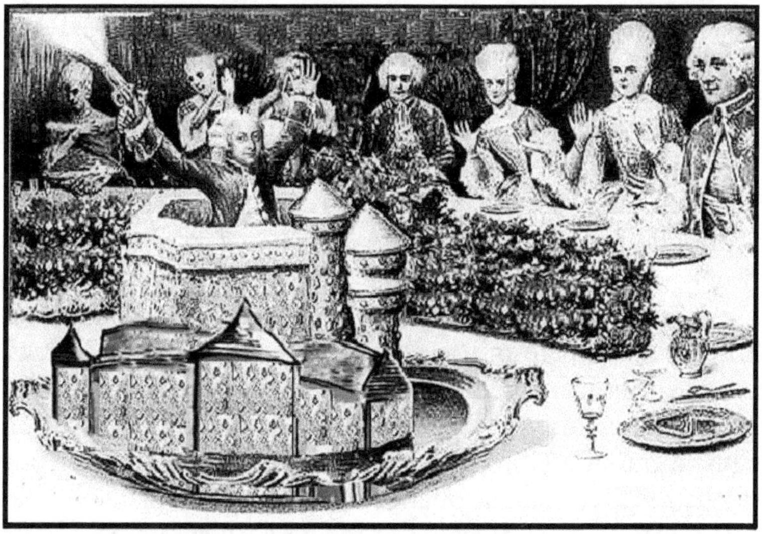

Figure 37 - Bébé sort de son pâté, d'après Liebig, col. perso. Modifié

A ce propos, Madame de Pompadour écrit : "sont servis ensuite d'énormes pâtés, dans les flancs croustillants desquels Bébé peut au besoin se cacher, pour s'en élancer au signal voulu ; à la stupéfaction des convives, Lorrains et Français tout au moins, car, en Pologne, où dans les châteaux les nains se promenaient librement sur la nappe, la plaisanterie était de tradition". En effet, au signal convenu, une musique délicieuse se fait entendre dans une pièce voisine. Les convives attentifs gardent un profond silence et ne s'attendent guère au dénouement (fig. 37).

Tout à coup, ils voient sauter en l'air la calotte du pâté. Le jeune Bébé armé sort de la citadelle, tire un coup de pistolet, met pied à terre et court rapidement sur la table, en tenant levé au-dessus de sa tête un sabre étincelant. À cette vue, plusieurs seigneurs, non prévenus, ne paraissent pas trop rassurés. Le chevalier de Vintimille, entre autres, manifeste une frayeur involontaire lorsque Bébé passe devant lui et qu'il feint de lui fendre la tête. Cet officier saisit promptement son assiette pour parer le coup, et quitte brusquement sa place. Cette scène fut extrêmement divertissante. On se passe le petit homme de main en main ; on le loue beaucoup de l'intelligence avec laquelle il a joué son rôle ; enfin, après avoir moissonné bien des caresses, ce redoutable guerrier retourne gravement faire sentinelle auprès de son pâté ; et, au dessert, il est assiégé d'une grêle de macarons, de dragées, de bonbons, qui s'élèvent autour de lui jusqu'à la garde de son sabre. L'histoire du pâté mit le comble à la célébrité du fameux nain ; on en fait mention dans les journaux destinés aux élites qui savaient lire (Le premier quotidien ne paraît en France qu'en 1777). Les peintres font son portrait, et les poètes, des vers à sa louange. Ce spectacle fut largement diffusé de bouche à oreille et répété à plusieurs occasions avec toujours autant de succès. (figures ci-dessous)

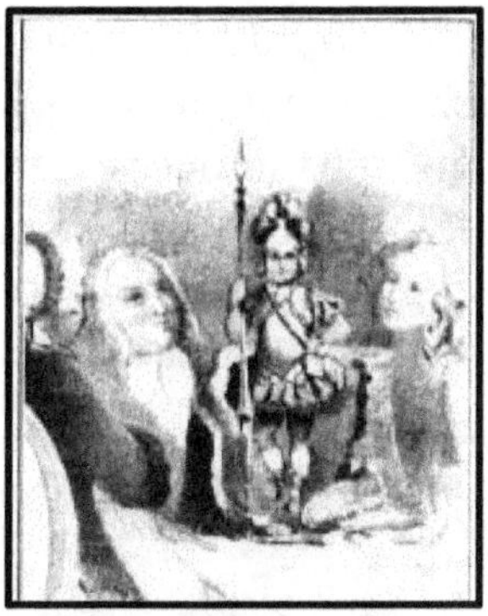

Dessin de Guéniole. D'après Pierre Boyé, Le Pays Lorrain 1932

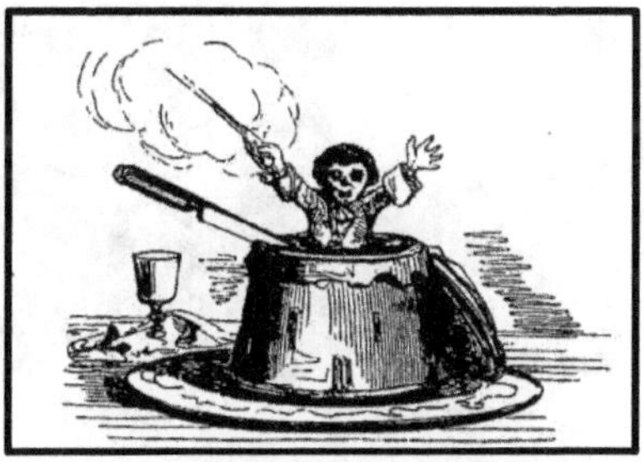

D'après Albanès & Fath. 1846- Nains célèbres. Libre de droits.

Le Pantagruel vosgien à la cour du roi Stanislas

Emile Hinzelin évoque certains aspects du caractère de Bébé dans son récit du Pantagruel vosgien à la cour du roi Stanislas (1911). Jean-Jacques Claudon (fig. 38) est massif et a l'appétit célèbre dans toute la région. Pour distraire la cour, Stanislas le fait venir à Lunéville un jour de septembre 1751. Bébé a 10 ans. Il l'attend et clame son arrivée au château. Sur cette gravure, on voit bien le rapport de tailles entre Bébé, le Fèvotte, le roi et les courtisans. Depuis les fenêtres, les courtisans lui crient "Avez-vous faim ? Il répond : Io (oui)." et se met à engloutir le menu que Stanislas lui a préparé, un poulet rôti, deux perdreaux, un filet de chevreuil et une bouteille de vin. Stanislas l’invite à travailler au château où il plante des arbres avec joie. Pourtant, Bébé, qui le hait, souffre de ce bonheur champêtre et mutile en cachette les végétaux nouvellement plantés. Mis en défaut par Claudon qui le réprimande d’un regard, le nain, confronté au géant, s’enfuit mais en lui tirant la langue.

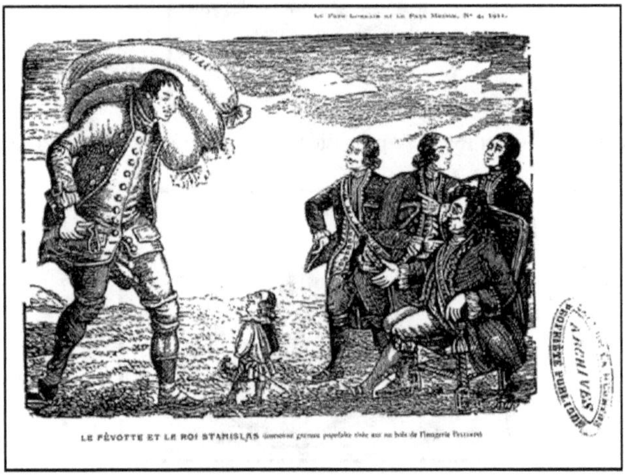

Figure 38 - Le Fèvotte, Bébé et Stanislas.
D’après Imagerie d’Épinal Autorisation

Bébé déteste aussi son propre valet de pied, Lambert, et provoque un duel entre les deux hommes en chantonnant un refrain dont il battait la mesure. "Si Claudon le veut, Lambert serait bientôt mis par terre". Le roi, qui avait l’habitude de tels combats en Pologne, ordonne de préparer la salle d’armes. Les courtisans et les notables de Lunéville affluent. Au premier rang, le roi, Bébé, madame de Boufflers et ses parents, le prince et la princesse de Craon, la princesse de Talmont, le comte de Croix, l’abbé Pasquet, la duchesse et le duc Ossolinskai, mesdames et messieurs Héré et AllIot, monsieur de Lucé, le comte de Tressan, le poète Panpan-Devaux. Le spectacle tourne court car, au premier contact, Claudon écrase, sur sa poitrine, son adversaire qui implore grâce. Bébé pousse un cri perçant et s'évanouit. Affolé, Stanislas convoque son médecin qui le rassure. À Claudon qui fixe sa récompense à trois sacs de fèves, la salle entière répond d'une seule voix "Vive le Fèvotte". Le "Fèvotte" ravi reprend sa route et quitte le château. Cette petite anecdote montre bien le rôle de Bébé à la cour.

À l'âge de quinze ans, Bébé montre des désirs. S'apercevant qu'il est permis beaucoup de choses hardies à des nains de son espèce, il passe ses petites mains dans le sein des dames de la cour et en fait plaisamment la description au roi. Jusqu'à cet âge-là, Bébé, haut de vingt-neuf pouces, n'a éprouvé aucun dérangement dans les proportions de son corps ; mais il ne put soutenir la révolution de l'âge de la puberté. Bébé régnait donc sans conteste à la cour.

"Œuvres mêlées de Madame Marie le Prince de Beaumont''

Nous avons donc compulsé les archives communales et recherché les textes écrits racontant la vie de ce petit nain. Nous avons trouvé un livre intitulé ***"Œuvres mêlées de Madame Marie le Prince de Beaumont"***, et publié en 1775 d'après des documents de l'époque. (Google domaine public). Madame Marie le Prince de Beaumont (1711-1780) a mené une jeunesse tumultueuse. "Stanislas premier, roi de Pologne", signe son traité de mariage du 22 juin 1737. La mariée, "Musicienne de sa Majesté le Roi de Pologne", reçut une bonne éducation et se consacra très tôt à la pédagogie, aux pauvres de l'école gratuite aussi bien qu'aux enfants de la noblesse ; elle devait y consacrer sa carrière et sa vie. Elle débuta dans les lettres en 1748 avec "Le Triomphe de la vérité", mais, faute de ressources suffisantes, elle s'établit la même année comme gouvernante à Londres. Elle a été très liée avec Stanislas et sa femme. Dans ses lettres datées de 1748, elle donne des informations sur Bébé à l'opposé de ce que l'on a l'habitude de lire. Où est la vérité ?

"À Lunéville, était un paysan fort pauvre chargé d'une nombreuse famille. L'an 1740, sa femme se trouva dans sa dixième grossesse, et n'éprouva rien d'extraordinaire en ce temps. Elle fut prise des douleurs ordinaires au bout de neuf mois, et accoucha d'un garçon qui n'avait que six pouces".

Le maréchal duc de Richelieu passait souvent à Lunéville rencontrer son ami Stanislas. Il écrit dans ses Mémoires publiés en 1793 ; "Stanislas avait pris en amitié un homme prodigieux par sa petitesse ; c'était Bébé, né en 1741, du poids d'une livre à la naissance, et emmailloté dans un sabot. Il fut donné au roi à l'âge de cinq ans, haut de dix-neuf pouces ; mais bien joli et bien proportionné. Il passait sous un fauteuil comme un épagneul pour se cacher et se faire demander par le roi, et se plaisait à mettre tout le monde en alarme. Souvent, il disparaissait de la compagnie, se cachant jusque sous les jupes des femmes assisses, et, quand on appelait Bébé, chacune d'elles avait peur d'écraser sa petite personne. Il était dès l'âge tendre fort malin. Il affichait de la fierté à cause de sa petitesse, et se plaisait à casser les verres et les porcelaines du roi. Quand on jouait au trictrac, son impatience était extrême à cause du bruit douloureux des dames et du cornet, dont les coups blessaient la sensibilité de ses organes ; et, s'il ne voulait pas se retirer, il fallait laisser la partie, car il n'était tranquille que lorsqu'on le mettait sur la table ; il entrait alors dans le trictrac, mettait toutes les dames en piles, s'asseyait dessus et se laissait tomber pour égayer la compagnie ; et, cependant, il ne se permettait ces amusements que quand il était dans ses belles humeurs. Le roi de Pologne lui donna un hôtel haut de trois pieds dans une des plus grandes et des plus belles pièces du château ; Bébé se promenait chez lui et allait y bouder. Quand le roi ne voulait pas exécuter ses ordres, ou lorsqu'il voulait lui-même résister au roi, il se renfermait dans ses appartements, et, quand le roi le faisait appeler, il répondait, en entrouvrant la fenêtre ; vous direz au roi que je n'y suis pas. Alors, il fallait promettre un habit nouveau pour en être obéi. Le roi Stanislas lui fit donner des habits de toutes couleurs et formes, celui de hussard était celui qui lui convenait le mieux.". On assure qu'on ne put jamais donner à Bébé l'idée de Dieu ; il vécut et il mourut athée. Bébé avait cependant des passions vives ; il était colère, jaloux ; mais jaloux des objets proportionnés à sa petitesse. Il l'était beaucoup de quelques chiens de plusieurs dames, et, croyant que leurs caresses pour ces animaux portaient préjudice à celles qu'il en attendait, il en jeta plusieurs par les fenêtres.

Mesdames de France à Lunéville

En 1761, les deux petites filles de Stanislas, m**esdames Adélaïde** et **Victoire**, filles de Marie Leczinska et de Louis XV, sont allées faire une saison à Plombières. Elles se sont arrêtées à Lunéville le 2 juillet. Honneurs leur sont rendus, festivités, spectacles, musique s'enchaînent. Après leur cure, le 13 août, elles s'arrêtent de nouveau à Lunéville et logent au château. Une fois encore, distractions, festivités. Le 14, réceptions devant le Rocher animé, feux d'artifice, repas. Bébé excellait, aussi, dans le maniement des armes et les exercices militaires. Tout Lunéville allait le voir, certains jours de la semaine, habillé en grenadier, manier avec grâce l'esponton ou l'épée.

Le 15 août, le surlendemain de l'arrivée à Lunéville de mesdames Adélaïde et Victoire, au milieu de fêtes de toutes sortes, Stanislas organisa à leur intention un défilé militaire. Dans "une curieuse relation", parue en 1762, Delespine le décrit ainsi : "Le 15, après le dîner, l'infanterie, la cavalerie bourgeoise et les grenadiers, qui avaient à leur tête le Nain Bébé, en uniforme et l'épée à la main, défilèrent en très bon ordre (fig. 39) sous les fenêtres de l'appartement de Mesdames qui parurent très satisfaites de la précision et de l'ordre avec lesquels ces troupes exécutèrent leur manœuvre et du contraste plaisant du capitaine Bébé, à la tête des plus beaux hommes de la ville.

Ce spectacle fort plaisant fit la joie des princesses".

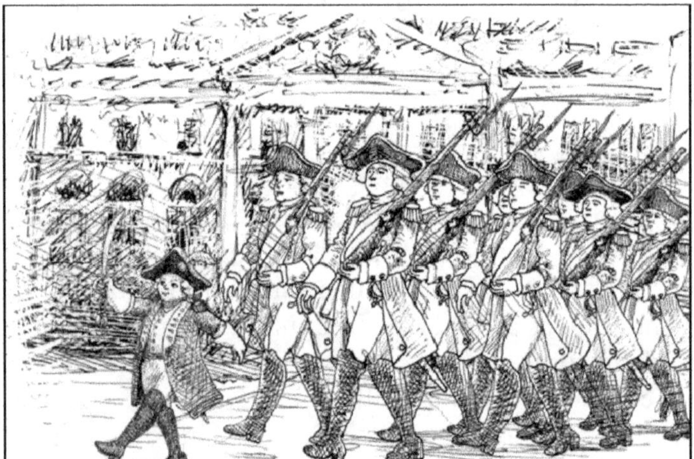

Figure 39 - Le capitaine Bébé défile sous les fenêtres de mesdames Adélaïde et Victoire. ©Avi Katz

Bébé grandit

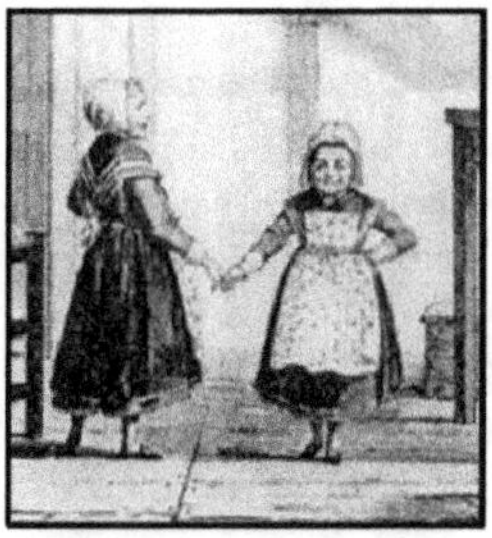

Figure 40 - La naine Thérèse Souvray, à droite, en compagnie de sa sœur Barbe Autorisation

On avait, dans ce temps, beaucoup parlé à Lunéville des **fiançailles possibles de Bébé avec Thérèse Souvray,** une naine née dans les Vosges en 1746. Elle mesurait seulement 32 pouces de haut, soit environ 0m 86 (fig. 40). Bien qu'issue de parents de taille normale, elle avait une sœur, Barbe, plus âgée qu'elle de deux ans et haute de 39 pouces. Il est possible que Thérèse et Bébé se soient rencontrés vers cette époque mais aucun document ne justifie le titre de "Madame Bébé", qu'un impresario audacieux donnait à Thérèse Souvray vers 1818. Il ne semble pas que l'on puisse y accorder plus de crédit.

Bébé à Paris

En 1760, Stanislas allant voir la reine de France, sa fille, emmena avec lui le petit homme, qui fit l'admiration de toute la cour de Versailles, par son amabilité et sa gentillesse. Les femmes, surtout, se l'arrachaient à l'envi.

À Paris, il rencontre Diderot. Les passants aperçoivent Nicolas dans la rue et, bientôt, le pauvre petit doit s'engouffrer dans une ruelle pour fuir leur dangereux enthousiasme. Lorsque la meute arrive dans la ruelle, Nicolas a disparu. On se disperse. Alors, sentant la voie libre, il s'extirpe de sa cachette ; une grande botte exposée devant une échoppe (fig. 41) !

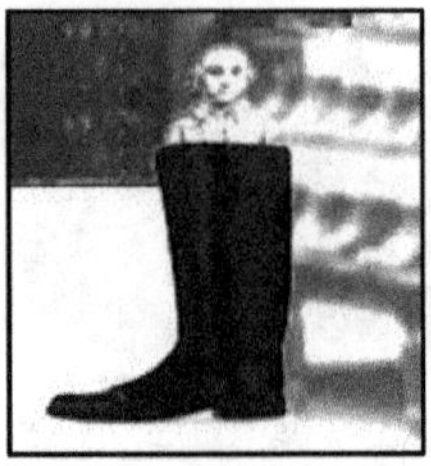

Figure 41 - Bébé caché dans une botte

Bébé prodigue

Une des belles qualités de Bébé, c'est le désintéressement.

Les seigneurs et les dames de la cour de Lunéville envoyaient souvent de jolis cadeaux à leur favori ; mais à peine les avait-il reçus, qu'il se plaisait à en faire présent aux enfants et aux malheureux de sa société (fig. 42). Il aimait à avoir dans sa bourse des pièces de monnaie toutes petites et bien frappées. Quand elle était pleine, il l'envoyait à son frère puîné Louis Ferry, qui devint bientôt le plus riche cultivateur de son canton.

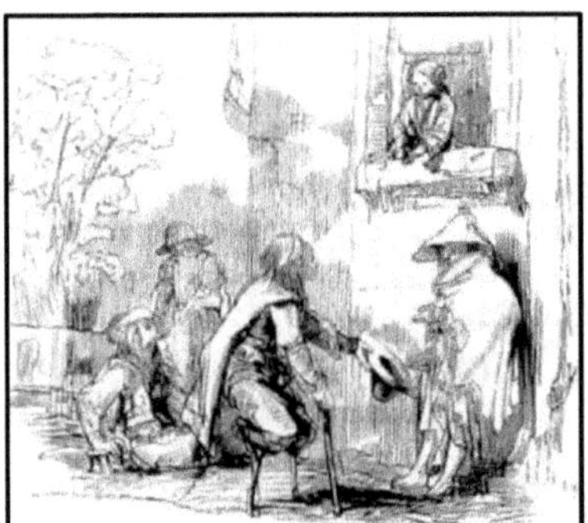

Figure 42 - Distribution d'argent. Panthéon de la jeunesse. 1842. Autorisation BNF.

Comme on connaissait son goût à cet égard, on lui en faisait toujours une ample provision ; de sorte que son coffre était quelquefois rempli de pièces de six sous toutes neuves, et de demi-Louis. Son plus grand plaisir était, tous les dimanches, de se mettre au grand balcon du château, et de jeter des pièces de six sous à des pauvres inscrits sur un registre particulier. Lorsque, parmi ces pauvres, il se trouvait un enfant, il mettait, avec la pièce de six sous, un gros écu de 6 écus, et jetait le tout au petit malheureux.

Bébé se plaisait à mettre en défaut la surveillance du page commis à sa garde. Un jour, il se coucha dans la niche d'une grande levrette qu'il aimait beaucoup. Stanislas, en colère contre le page, lui demanda d'un ton sévère ce qu'il était devenu. Ne sachant que répondre, le pauvre page fut menacé d'être renvoyé, et se mit à pleurer. Bébé sortit tout à coup de sa cachette, et alla embrasser les genoux du roi, le suppliant d'accorder la grâce au page ; ce qu'il obtint sans peine.

CHAPITRE V

Mort de Bébé

Le voyage de notre nain à la cour de France fut la dernière époque remarquable de sa vie. On avait coutume de dire, voilà les trois jouets du roi des Lorrains, Griffon, son chien, son singe, et Bébé, son nain.

Dès l'âge de vingt-deux ans, il commence à tomber dans une espèce de caducité, et ceux qui prennent soin de lui, crurent remarquer une enfance marquée, c'est-à-dire une augmentation de radotage. Il vieillit, fut triste et valétudinaire ; l'épine du dos se courba, et, les quatre derniers jours de sa vie, il reprit une connaissance plus marquée ; des idées plus nettes et plus suivies, qu'il n'en avait eu dans sa plus grande force, étonnèrent.

La dernière année de sa vie, il avait peine à se soutenir, peine à marcher ; il paraissait accablé du poids des ans ; il ne pouvait supporter l'air extérieur que par un temps chaud. On le promenait au soleil, qui paraissait le ranimer, mais à peine pouvait-il faire cent pas de suite et il était épuisé de fatigue, quand il avait fait cent pas. Au mois de mai 1764, il eut une petite indisposition à laquelle succéda un rhume avec un peu de fièvre, qui le fit tomber dans une espèce de léthargie, d'où il revenait pendant quelques moments, mais sans pouvoir parler. Il lutta contre la mort pendant trois jours.

Le 9 juin 1764, Bébé meurt après une longue agonie. Il était âgé de près de vingt-trois ans ; il avait 33 pouces de haut. **Lunéville est en deuil**. Bébé était devenu un grand personnage. De Tressan s'empresse d'avertir Morand : "Lunéville, le 14 juin 1764. Nous venons, mon cher et illustre confrère, de perdre Bébé, ce fameux nain du roi de Pologne. J'ai obtenu de sa Majesté polonaise, toujours attentive aux progrès des sciences, qu'il ne serait point enterré sans avoir été disséqué, et ensuite qu'on en enterrerait seulement les chairs et tous les viscères ; mais nous gardons le squelette, que monsieur Peret, premier chirurgien du roi de Pologne, prépare avec soin ; et ce squelette sera déposé dans la bibliothèque publique de Nancy, d'où j'espère qu'avec le temps on pourra l'envoyer au cabinet du roi. Ce squelette sera d'autant plus intéressant, qu'au premier coup d'œil il paraîtrait être celui d'un enfant de trois ans et qu'à l'examen on verra que c'est celui d'un adulte." Le roi de Pologne désira que le comte de Tressan fît en latin l'épitaphe de Bébé, pour être inscrite sur le monument qui lui fut érigé dans l'église des Minimes de Lunéville.

Lunéville nous a envoyé la reproduction de la plaque funéraire de Nicolas Ferri dit Bébé qui était à l'église des Minimes de Lunéville montrant le portrait en pied du personnage au-dessus de l'épitaphe gravée sur une plaque rectangulaire (fig. 43). En fait, sur le mausolée, c'est une autre épitaphe qui est écrite. Louis Granat l'a traduite. (fig. 44)

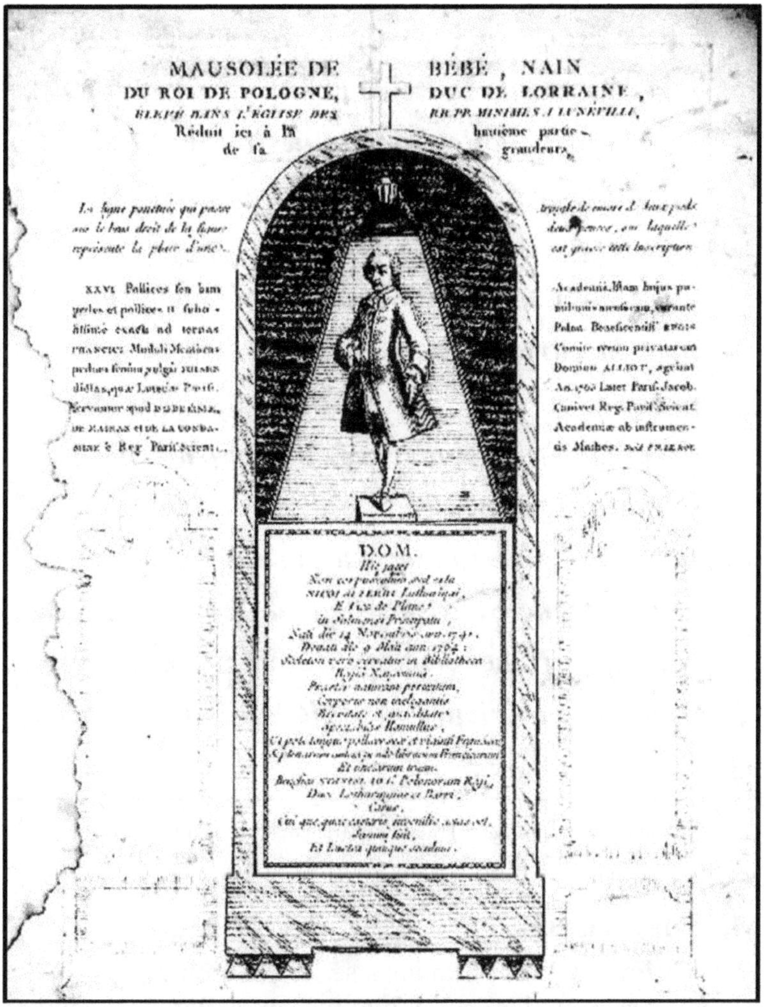

Figure 43 - Mausolée de Bébé après restauration, avec épitaphe, tel qu'il est aujourd'hui, communiqué par Monsieur Alain Philippot du château de Lunéville.

Ici ne repose non pas le corpuscule mais les viscères de Nicolas Ferry de Lorraine, et plus précisément du village de Plaine dans la principauté de Salm. Né le 14 novembre 1741, mort le 9 mai 1764, son squelette est ainsi conservé dans la bibliothèque royale de Nancy. Malgré la curiosité de la nature, c'était un nain remarquable par la petitesse et la grâce spectaculaires de son corps. Il mesurait en effet vingt pouces français et pesait sept onces, ayant bénéficié pour couronner le tout de la tendresse du roi de Pologne Stanislas, Duc de Lorraine et de Bar, il lui était cher en ce qu'il était d'une jeunesse apparente supérieure à celle qu'il portait, de l'ordre de cinq ans.

Figure 44 - Épitaphe. Traduction française par Louis Granat

Mort de Stanislas

Le 5 février 1766, Stanislas se lève, comme d'habitude, à six heures et demie du matin. Son valet de chambre l'habille chaudement avec une chemise en satin, une veste d'intérieur et une robe de chambre, offerte par sa fille, la reine Marie. Après avoir satisfait à ses exercices ordinaires de piété, il s'installe dans son fauteuil devant un bon feu qui brûle dans la cheminée. Il se met à fumer sa pipe. (fig. 45)

Au bout d'une demi-heure, il se lève pour regarder l'heure à la pendule qui trône sur la cheminée, pose sa pipe sur celle-ci et en profite pour tisonner les braises.

Mais il y voit à peine, s'approche trop près du feu et le bas de la robe de chambre est attiré par les flammes et se consume lentement puis il est entouré de flammes. Les secours arrivent mais il est gravement brûlé. Il meurt 18 jours plus tard.

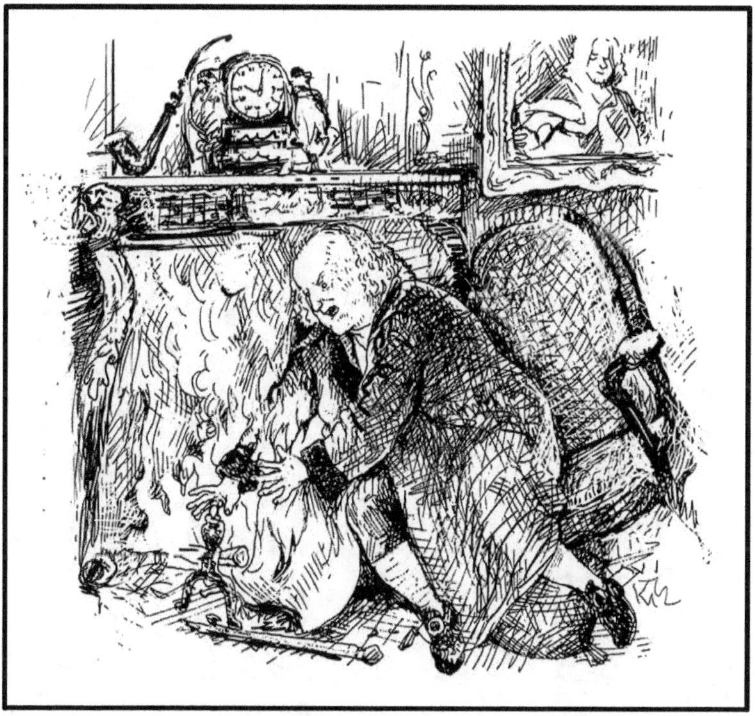

Figure 45 - Stanislas tombe dans le foyer et se brûle. ©Avi Katz, inédit 2017

Il avait 88 ans Sa dépouille repose auprès de son épouse Catherine Opalinska, décédée en 1747. Stanislas Leszczynski reste dans l'Histoire comme l'arrière-grand-père de trois rois de France, Louis XVI, Louis XVIII et Charles X. Il perdure aussi dans la mémoire de ses sujets polonais comme un roi éphémère et romantique qui s'opposa pour préserver leur indépendance face à la mainmise saxonne et russe. Il reste enfin dans la mémoire des Lorrains comme le grand architecte de Nancy et un monarque bienfaisant. Et c'est justice que la plus belle place de la ville, qu'il fit aménager sur ses indications, avec ses finances personnelles (rente viagère versée par le roi louis XV), porte son prénom.

CHAPITRE VI

Bébé après sa mort

Le 14 novembre 1764, l'Académie se réunit, cinq mois après la mort de Bébé. Le Secrétaire perpétuel, Grandjean de Fouchy, rédige le procès-verbal en manuscrit. On y lit : La séance publique est présidée par M. Bertin. M. Sauveur Morand, Anatomiste, Directeur de l'Académie Royale des sciences, Secrétaire perpétuel de l'Académie de chirurgie a lu l'écrit suivant… Il est publié dans les procès-verbaux de l'Académie T83 (1764). Un autre mémoire est présenté la même année à l'Académie royale des sciences et sera publié en 1767 dans l'Histoire de l'Académie. Monsieur le comte de Tressan, attaché à ce monarque, envoya l'histoire de cet être singulier à l'Académie.

Nous avons déjà signalé que "Sa Majesté polonaise attentive aux progrès de la science ordonna l'autopsie et de garder son squelette qui sera remis au Cabinet du Roi". Casten Rönnow, premier médecin du roi, l'a fait disséquer par Constant Saucerotte assisté d'un autre chirurgien du roi, monsieur Perret. Mais Constant Saucerotte, médecin, est né en 1805. Il s'agit plutôt de Saucerotte Louis-Sébastien, dit Nicolas, né en 1741 à Lunéville, chirurgien ordinaire de Stanislas. Il avait donc le même âge que Bébé. Ensuite, il fut membre de l'Institut national, de la Société de Médecine de Paris et de Bruxelles. En 1775, il sera chirurgien de la reine. Dans "Les Mélanges de chirurgie" de Nicolas Saucerotte figure une lettre de septembre 1768, lettre au sujet des nains et particulièrement de Bébé, nain du feu roi de Pologne, Stanislas 1er. Un de mes confrères et moi fûmes invités à faire le squelette de son cadavre.

Bébé au Cabinet du Roy

Sic : "À cette époque, la Lorraine n'étant pas la France, les os ont été confiés au comte de Saint-Florentin, ministre des Affaires étrangères de la Maison du Roi, pour qu'il les fasse remettre ***au Cabinet du Roi à Paris***. (fig. 46). ***L'illustre naturaliste Georges Louis Leclerc, comte de Buffon****, intendant du Jardin du roi, actuel Muséum national d'histoire naturelle (MNHN), a lui-même reçu ce précieux colis (1767). Buffon, membre pensionnaire de l'Académie des Sciences, et Daubenton, membre adjoint, avaient aussi assisté à la présentation de Geoffroy en 1746 et à celle de Morand du mercredi 14 novembre 1764, annonçant la mort de Bébé. Il connaissait l'histoire de Bébé depuis son arrivée à Lunéville."*

Buffon a écrit ; sic "J'ai fait monter le squelette". (Celui qui existe toujours). Son œuvre est remarquable avec une armature de fils d'acier visible sur les radios que nous avons prises. En 1767, il relate son travail sur le squelette de Bébé. Il décrit tous les os et en communique les mesures (tableau I) *; Sic ; "Sa Majefté Polonoife, toujours attentive aux progrès des Sciences, ordonna que le corps de ce nain fût ouvert, & fon fquelette confervé. Enfuite, il les envoya (les os), par ordre de Sa Majefté Polonoife à Monsieur le Comte de Saint- Florentin, qui les fit remettre au Cabinet.*

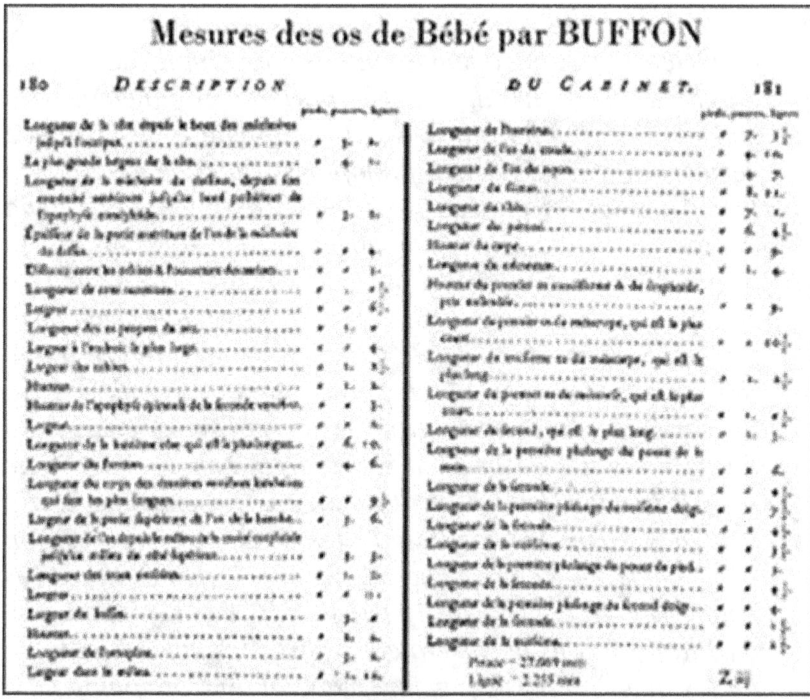
Mesures des os de Bébé par BUFFON

180 DESCRIPTION DU CABINET. 181

Tableau I - Mesures communiquées par Buffon *(tome 15 - Histoire naturelle)*,

J'ai fait monter le fquelette, il n'a que onze côtes de chaque côté ; Monsieur Ronnow m'avoit averti qu'il en manquoit deux. Quoique l'on n'ait pas compté les côtes avant la diffection, il me paroît que celles qui manquaient feroient trouvées à leur place & qu'elles ont été perdues dans la fuite, car le nombre des vertèbres dorsales eft complet, & on voit fur la douzième les facettes articulaires des dernières fauffes côtes qui ne font pas dans le squelette ; il manquoit auffi dans ce fquelette quelques os des carpes & des doigts que j'ai fait remplacer. La hauteur du fquelette eft de trente-trois pouces comme étoit celle du nain vivant ; le poignet & la main n'ont que trois pouces de longueur, prife depuis l'extrémité inférieure de l'os du rayon jufqu'au bout du doigt du milieu ; le pied n'eft long que de quatre pouces, depuis la partie poftérieure du calcaneum jufqu'à l'extrémité du fecond doigt ; il y a fur différentes parties du fquelette des marques de difformité & de maladie ; la colonne vertébrale forme deux finuofités, l'une à la partie fupérieure de la poitrine, & l'autre plus longue s'étend depuis le milieu de la poitrine jusfqu'au baffin ; la première eft concave à doite & convexe à gauche ; la feconde eft en fens contraire, de forte que ces deux finuorités donnent à la colonne vertébrale la figure d'une S romaine. Ce vice avoit influé fur la courbure & la direction des côtes, & avoit par conféquent changé la forme naturelle de la capacité de la poitrine ; mais je ne peux pas avoir une idée julte de ce changement, n'ayant pas vu les portions cartilagineufes des côtes, parce qu'on n'a envoyé au Cabinet que les portions offeufes des côtes féparément des os du fternum. Il ne reftoit aucun cartilage, & tous les os étoient féparés les uns des autres ; on les avoit préparés par une macération trop longue, qui les avoit tous féparés des ligamens & des cartilages, & qui après avoir diffout la moëlle avoit revêtu les os des mains & des pieds d'une forte croûte blanche, qui avoit l'apparence d'une fubfstance favonneufe. Il paraît à peu près fur le milieu de la face externe de chacun des os pariétaux des rugofités faillantes. Il n'y a aucune dent, & les bords de leurs alvéoles font en partie détruits, principalement dans la mâchore inférieure ; on n'y voit plus que le fond d'un feul alvéole[7], où étoit la dernière dent".

[7] C'est Buffon, qui a fait alvéole du féminin. Ici il l'a laissé au masculin Littré E. (1889)

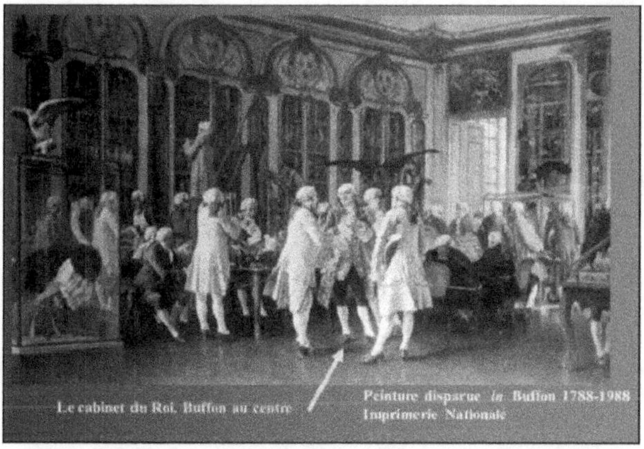
Le cabinet du Roi. Buffon au centre
Peinture disparue *in* Buffon 1788-1988
Imprimerie Nationale

Figure 46 - Le Cabinet du Roi : Buffon et les naturalistes. [modifiée, in Peyre 2006). Col. MNHN autorisation .

Ce squelette de Bébé, une fois remonté, est exposé dans une vitrine avec d'autres curiosités (fig. 47). Le 12 décembre 1887, le docteur Liégeais, qui étudiait Bébé au Muséum, dit : "le petit squelette exposé sous une vitrine de verre à côté d'un géant.

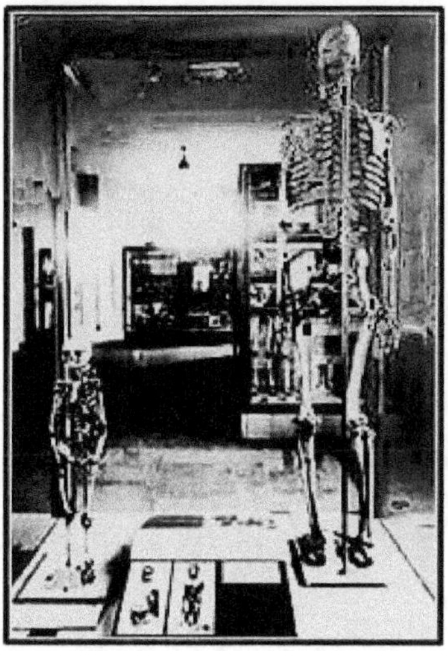

Figure 47 - Bébé et Géant au Cabinet du Roy. Photo ancienne de qualité d'époque.

CHAPITRE VII

Représentations de Bébé

De son vivant et même après, Bébé est le nain du passé qui a connu une telle célébrité que le nombre de statues, de dessins, de tableaux, de gravures, d'illustrations, de livres ainsi que des objets lui ayant appartenu est très important. Ceci montre que Bébé était une véritable idole. À Lunéville, à Nancy, ailleurs et même à l'étranger, on voulait avoir un souvenir de Bébé. De nombreuses statuettes, peintures, dessins et gravures ont représenté Bébé. La plupart de ceux qui étaient encore au Musée de Lunéville ont été détruits avec beaucoup d'autres ainsi que de très nombreux objets dans l'incendie du château- musée le 2 janvier 2003.

Bébé était très différent des descriptions de Tressan.

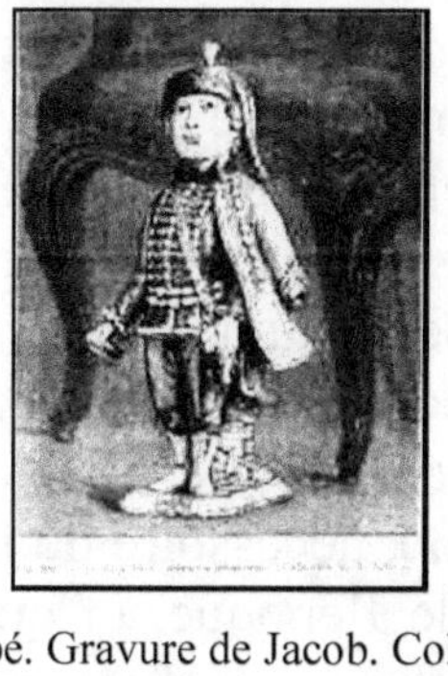

Figure 48 - Statue de Bébé. Gravure de Jacob. Col. Jubinal. In L'Ancienne France L'industrie et l'art décoratif aux deux derniers siècles : étude illustrée, d'après les ouvrages de M. Paul Lacroix 1887

Statues. Une statue célèbre

D'après ce qu'on lit, après son arrivée le 25 juillet 1746, Stanislas l'aurait fait habiller en hussard. Le 11 novembre 1746, Nicolas a eu 5 ans. Pour son anniversaire, Stanislas fait faire sa statue en tenue de hussard polonais grandeur nature en faïence. La faïence débute à Lunéville lorsque Jacques Chambrette s'y établit comme marchand de faïence. Dès 1723, il devient fournisseur de la cour puis, en 1729 ou 1730, il ouvre sa première manufacture de faïence. Jacques Chambrette fait constater le raffinement de ses nouvelles productions à Voltaire, à son amie Émilie du Châtelet et au roi Stanislas Leszczynski, ce dernier lui accorde par la suite la distinction de Manufactures Royales de Lunéville. La statue de Nicolas Ferry a été réalisée en cours d'année 1746, dans ces Manufactures, par Nicolas Pioche (Monsieur Jacques Lamblin, député-maire de Lunéville). Sur le socle, il est noté "six ans" et 1746. Bébé a eu 5 ans et était dans sa sixième année. Remarquons que, sur le socle, il est noté un enfant et non Bébé. On l'a peut-être appelé Bébé un peu plus tard (1747). Il est aussi noté "NP" pour Nicolas Pioche.

Monsieur Alain Philippot, responsable du Musée du château des Lumières à Lunéville, précise que cette statue avait disparu pendant de nombreuses années. Il n'y en a aucune représentation à Lunéville. Elle a été retrouvée en 1975 en Irlande et a été rachetée par le Musée de Lunéville. De cette statue, il n'y a que la gravure de Jacob (1887), qui la représente au pied d'un fauteuil et qui faisait partie de la riche collection de madame Achille Jubinal (fig. 48). Cette gravure montre une statue en hussard. Elle a un toupet sur la tête, accessoire de la tenue militaire des hussards hongrois de l'époque, et que celle rachetée n'a plus.

Monsieur A. Philippot nous précise que cette statue avait un orifice à l'endroit du toupet qui a donc disparu lors de la vente aux enchères et n'existe plus aujourd'hui. Cette statue, décrite dans Paul Lacroix (1806-1884) "XVIIIe Siècle ; lettres, sciences et arts, France 1700-1789 (1878)", est bien identique.

La statue originale mesure 56cm. Selon le docteur Kast, médecin de la reine de Pologne et duchesse de Lorraine, et Claude-Joseph Geoffroy qui examinèrent Nicolas à son arrivée, (1746) : "A son arrivée, il était haut, le 25 juillet 1746, d'une demi-aune de Paris (59, 3cm) ou de 22 pouces moins 1 ou 2 lignes (56,7 cm, voire 54, 18cm)". Dès que cette statue est revenue au château, de magnifiques photos ont été réalisées par monsieur J.P Carciofi. Il les a remises à l'Association des Amis du Château de Lunéville qui les a éditées en cartes postales et publiées dans des revues, d'autres, celles ci-dessous, par le Studio Gabriel (fig. 49), et d'autres encore par monsieur L.Didon.

Il semble bien que cette statue soit l'originale. Alain Philippot (2014) dit que Bébé mesure à peu près 61cm quand il arrive à Lunéville. Hélas, cette statue a été détruite lors de l'incendie du château le 2 janvier 2003. Il ne reste, de l'originale, que les photographies de ces trois photographes, actuellement non commercialisées.

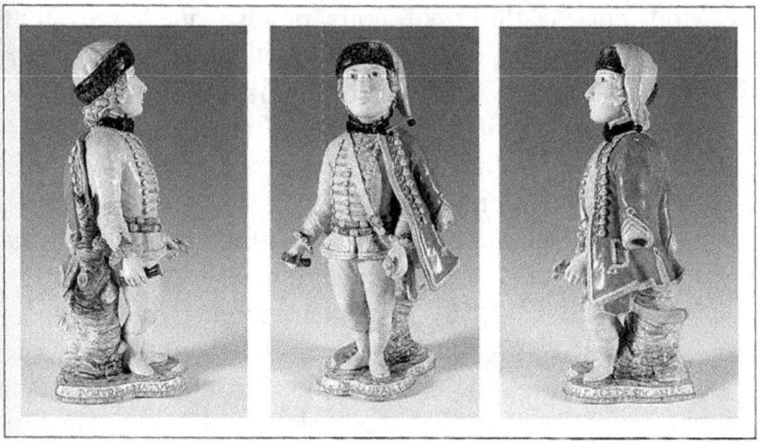

Figure 49 - Photos du Studio Gabriel. Avec autorisation

Après la destruction de cette statue dans l'incendie du château de 2003, dans un article paru le 2 janvier 2003 dans "Il était une fois le château des ducs de Lorraine", pp.6-7, il est écrit : "Nous pensons que la taille de cette statue est celle que Bébé avait en 1746, mais il est évident qu'à cette date, Bébé ne portait nullement l'uniforme de hussard puisqu'il ne sera accueilli à la cour qu'en 1752". La statue en faïence a été refaite à l'identique dans les Manufactures de Saint-Clément, en 2008, d'après le modèle original de 1746, par le sculpteur Pascal Renard, fabriquée et peinte à la main. Le musée de Lunéville a eu la possibilité d'acquérir l'un des dix exemplaires. Cette statue se trouve actuellement dans le palais abbatial. Nous avons obtenu qu'un exemplaire soit acheté par le Muséum national d'histoire naturelle.

Autres statues

De très nombreuses statues représentent Bébé. Citons-en quelques-unes : pour la remplacer, une nouvelle statue de Bébé en terre cuite a été confectionnée par Marc

Visentin et exposée au syndicat d'initiative de Lunéville. Bébé est dans le même habillement et la même position que sur la statue détruite. Actuellement, achetée par l'Association des Amis du Musée et du Château, elle se trouve dans les réserves du musée du château de Lunéville. Lunéville possède aussi une intéressante statue de Bébé, dépôt du musée Unterlinden de Colmar (fig. 50). Cette statue n'est pas en cire mais en bois et plâtre. Elle a un bras cassé qui n'est pas encore restauré et est posé entre ses jambes lorsque nous l'avons photographiée (ci-contre) lors de notre voyage à Lunéville (2008). Aujourd'hui, elle est réparée.

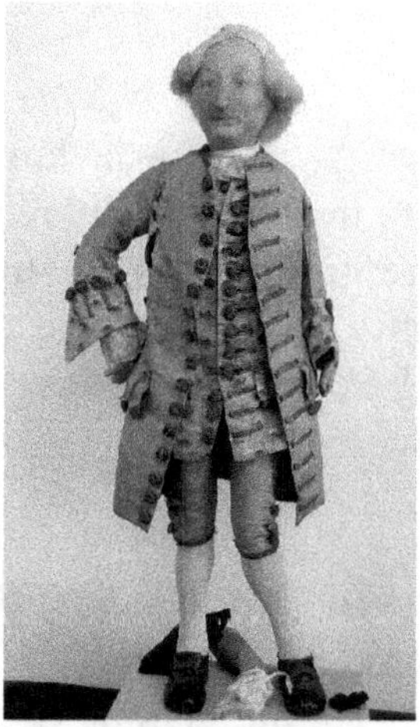

Figure 50 - Statue de Colmar. Photo J. Granat.

Au Musée lorrain de Nancy (fig. 51), sont aussi exposées deux statuettes, en plâtre, en cire, une en céramique. "Bébé équipé" et "mannequin de bois grandeur nature comprenant une tête de plâtre peinte au naturel, couverte d'une perruque en cheveux". Dans le Guide du visiteur du musée Nancy historique lorrain de1926, on trouve ; "salle des cerfs, côtés sud, entre la première et la seconde fenêtre, une vitrine renfermant un mannequin grandeur naturelle représentant Bébé.

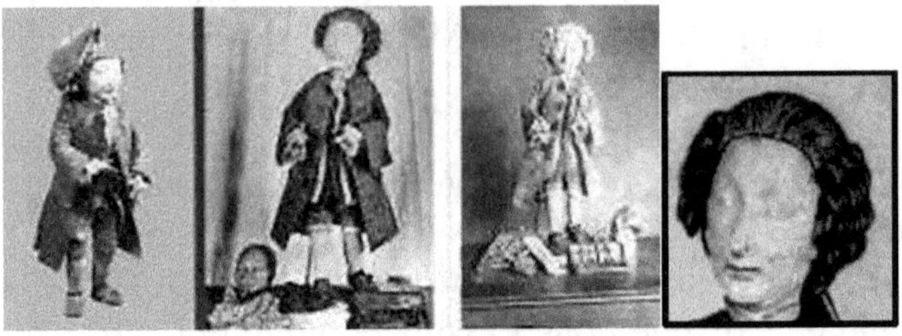

Figure 51 - Nicolas Ferry, dit Bébé, plâtre, 18e siècle, inv. 95.333. (c) Musée lorrain, Nancy / photo. C. Philippot. La carte postale avec le masque est perdue.

La tête a été moulée d'après nature, le costume est authentique et était resté chez Mlle Ouvrard (fille du chirurgien de ce nom), alliée à la famille de Ferry. Aux pieds du mannequin, des pièces séparées des vêtements de Bébé, son nécessaire, fourchettes et cuillers".

La photo du centre montre un masque fait sur Bébé. Il semblerait que Bébé avait ce visage. Cette photo et ce masque semblent avoir disparu.

Une statue au parcours intéressant. Bébé à Montpellier

Nous avons essayé de suivre scientifiquement le parcours de cette statue depuis sa création jusqu'à Montpellier où elle est actuellement (fig. 52) et de connaître l'âge de Bébé lors de sa réalisation. En effet, aujourd'hui, cette statue en cire habillée est très belle et bien conservée. Elle est protégée par un étui en forme de boîte sans fond et en verre. Elle se trouve au musée d'anatomie de la Faculté de médecine de Montpellier (Université de Montpellier ; Service du patrimoine historique), avec cette explication : ''L'origine du mot "Bébé"''. Cette statue en cire est la reproduction grandeur nature de Nicolas Ferry, un nain harmonieux, parfaitement proportionné. Né en 1741 en Lorraine, il mesure 19 cm seulement à la naissance et atteint 90 centimètres à l'âge adulte. Il vit à Lunéville, à la cour de Stanislas Leszczynski, roi de Pologne, qui le nomme Bébé, créant ce nom pour la première fois dans la langue française !

Il l'habille comme un prince (les habits de la statue sont ceux qu'il portait dans la vie) et lui fabrique une maison à sa taille. Bébé meurt d'une grippe à 22 ans. Son squelette est exposé au Muséum d'histoire naturelle à Paris" (La Gazette de Montpellier, 29 janvier 2015). Grandeur nature bien, mais à quel âge ? Cela n'est pas dit. Une restauration s'impose et Montpellier s'y attelle. Auparavant, cette statue était exposée dans les collections du musée Orfila à Paris, devenu ensuite musée Delmas-Orfila- Rouvière. Ces collections sont inscrites au patrimoine national. Cette statue a longtemps été au musée Orfila à la Faculté de médecine de Paris.

Il a fermé ses portes en 2005 et, après une pause de 10 ans, pendant laquelle les pièces de la collection étaient stockées dans des cartons, elles ont été transférées à Montpellier.

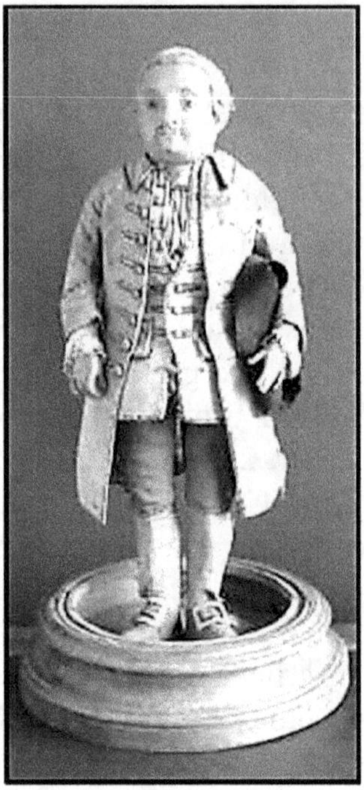

Figure 52 - Statue de Nicolas Ferry (fin XVIIIème siècle).
Université de Montpellier. Classée le 04/02/1992

Bébé à Paris

Après sa mort en 1764, Bébé se retrouve à Paris.

Son squelette est arrivé en 1767 au Jardin du Roy, qui devient Muséum national d'histoire naturelle (MNHN) en 1793. Remonté par Buffon et Daubenton, il est rangé debout, dans la galerie d'anatomie parmi les curiosités. En 1937, la galerie d'anatomie humaine (d'anthropologie) est déplacée dans le musée de l'Homme.

Le 9 juin 1764, Bébé meurt. Le comte de Tressan s'empresse de prévenir Morand qui en avertit l'Académie royale des sciences et lit un mémoire sur Bébé à l'Académie royale des sciences le mercredi 14 novembre 1764. Un autre mémoire lu en 1764 est publié en 1767.

Dans le chapitre Anatomie, il y a "Sur les Nains". Ce mémoire est repris dans la Collection académique T 13ème, composée des mémoires et publiée en 1786. Dans les deux, on lit : "M. le comte de Tressan, attaché à ce monarque, envoya l'histoire de cet être singulier à l'académie, et ce fut cette histoire qui engagea M. Morand aux recherches dont nous venons de parler, qui furent lues à l'assemblée publique du 14 novembre 1764, et accompagnées de la statue en cire de Bébé, modelée sur sa propre personne, coiffée de ses cheveux & habillée de ses habits ; avoir assisté à cette séance était presque l'avoir vu. Nous allons essayer de donner un abrégé, tant de la relation de M. le comte de Tressan, que des réflexions de M. Morand".

Dans l'un des mémoires, on lit :

* : Cette figure est l'ouvrage de M. Jean, habile chirurgien de Lunéville, qui avait pris soin de la santé du nain pendant plusieurs années, et qui l'a fait mouler en cire à l'âge de dix-huit ans.

Dans l'autre mémoire :

* : l'ouvrage de M. Jeanet...

Erreur d'écriture, il s'agit bien de M. Jeanet !

Le Dr G. Richard, dans "Mémoires de l'Académie de Stanislas (Nancy) pour l'année 1932", associé correspondant, écrit : "Lorsque Bébé avait 14 ou 15 ans, c'est l'époque à laquelle Stanislas fait établir la reproduction en cire de Bébé. Ce fut vraisemblablement l'œuvre de François Guillot, spécialise au XVIIIe siècle à Nancy. Les trois frères Guillot étaient réputés pour la fabrication des statues en cire habillées. Cette reproduction, grandeur nature, se trouve, actuellement, à Paris, au musée Orfila."

Jan Bondesson dans The two-headed boy, p. 209, "*madeduring Nicolas'slfetime by a certain François Guillot, a specialist molder of statues, who had his workshop in Nancy*".

Les figurines de cire sont comme de petites poupées. Elles sont toujours protégées par un verre. Il ne faut pas oublier que la cire est un matériau fragile qui se casse (mais se restaure bien) et prend facilement la poussière. Les yeux sont en verre. Les cheveux et les cils sont naturels et implantés de manière très particulière de telle sorte que les cils sont le prolongement des cheveux insérés dans le corps même de la tête. Pour faire sa cour à Stanislas, qui était enchanté de procurer à ses chères petites filles quelque chose qu'elles n'eussent pas vu à Versailles, François Guillot, figuriste en cire, à Nancy, représenta en cire, façon de porcelaine, la compagnie de cadets, composée de jeunes écoliers de Lunéville, avec uniforme bleu de ciel, galonné en argent. Il la plaça sur un bastion en forme de plateau, qu'il exposa sur la cheminée du salon du château de Lunéville. Le même artiste fit aussi en cire les portraits des demoiselles de Lunéville, habillées en nymphes, avec Diane à leur tête, sur le char dans lequel elles étaient allées au-devant des princesses.

Les Guillot sont probablement les premiers à faire des cires profanes et ouvrent leurs boutiques de cires habillées. Le roi Stanislas en a acheté.

Nous présentons côte à côte une cire de Guillot et Bébé à droite. La ressemblance de traitement est indiscutable.

Si cette statue de Bébé est une cire habillée de François Guillot, c'est encore plus une rareté. Nous présentons côte à côte une cire de Guillot et Bébé (fig. 53). Ils sont probablement les premiers à faire des cires profanes et ouvrent leurs boutiques de cires habillées (Aptel.C.1989).

Bébé est donc présenté à Paris à l'Institut. Qu'est devenue cette statue de Bébé, dite à 18 ans ? Bébé a-t-il bien 18 ans ? Ce serait plutôt 14 ou 15 ans comme le dit le Dr Richard.

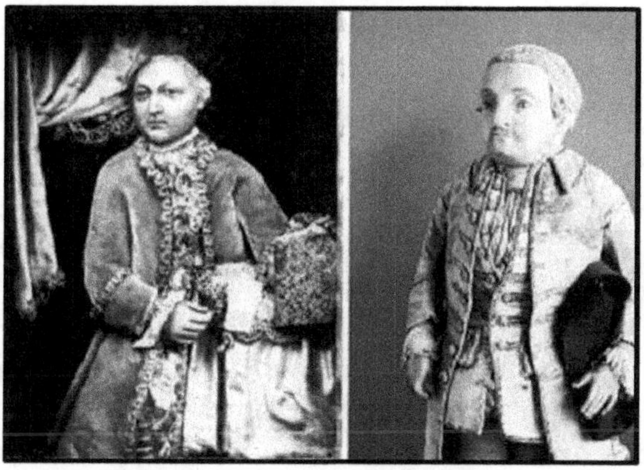

Figure 53 - Cire habillée et Bébé

1830.- Isidore Geoffroy St- Hilaire devient aide-naturaliste de son père au Muséum national d'histoire naturelle.

En 1832, il publie "Histoire générale et particulière des anomalies de l'organisation chez l'homme et les animaux" où apparaît pour la première fois le nom "tératologie". Il est tout près du squelette de Bébé, toujours dans la galerie d'anatomie du Muséum. Il dit qu'il mesurait 91 cm ; Buffon a indiqué 89,1cm. Il y décrit ses observations sur Bébé, considéré comme une monstruosité. On y lit ; "Ce dernier (Morand) accompagna la présentation de son mémoire de celle d'une statue en cire, exécutée avec beaucoup de soin, et représentant Bébé à l'âge de dix-huit ans. C'est cette statue, ou une copie exacte de cette statue, (cette figure est l'ouvrage de M.Jeanet), habile chirurgien de Lunéville, qui avait pris soin de la santé du nain pendant plusieurs années, et qui l'a fait mouler en cire à l'âge de dix-huit ans, qui se voit dans le cabinet de la Faculté de médecine de Paris". Geoffroy a donc vu cette statue. Il reprend le texte de Morand de l'Académie mais y ajoute, "ou une copie", pour quelle raison et aussi dans le Cabinet de la Faculté de médecine de Paris ? En 1832, le docteur Liegey (1889) écrit dans : *Le Bébé de Stanislas Leczinski. (Ann. Soc. émul. dép.Vosges, Epinal, 1889, Gérard, p. 135-150) :* "En 1832, j'étais devenu étudiant en médecine à Paris. Je ne tardai pas à fréquenter, à la Faculté, des galeries d'anatomie, constituant ce qu'on appelle, depuis un certain nombre d'années déjà, le musée Orfila (1847). À la galerie d'anatomie proprement dite, fait suite, en formant un angle droit avec celle-ci, une galerie contenant principalement des objets destinés à l'étude de la matière médicale (médicaments), mais dans laquelle se trouvaient aussi et se trouvent encore diverses curiosités. Le premier objet qui frappa ma vue et qui, je l'avoue, m'intéressa le plus, ce fut, posé sur un appui de fenêtre et sous un globe, un personnage en cire, haut d'une coudée : Bébé vêtu à la mode Louis XV. Donc, en 1832, il y avait une statue de Bébé dans la galerie d'anatomie de la Faculté de médecine de Paris (Geoffroy St- Hilaire ; Dr Liégeais). En 1847, une partie des collections d'Anatomie prend le nom de "musée Orfila".

1887- Le docteur Liégeais retourne voir la statue. Bébé est à la même place avec toujours une notice à côté. Il écrit : " Je désirais copier une étiquette se trouvant aux pieds de ce fac-similé et dont la première copie, faite il y a quatorze ans environ, était égarée. Me trouvant à Paris le 11 novembre 1887, je retournai tout exprès au musée de la Faculté.

Elle est resté la même et à la même place dans la galerie devenue le musée Orfila, au-dessus des colonnades de la Faculté de médecine. Bébé, placé sous une cloche en verre, repose sur le rebord d'une fenêtre" (Liégeais 1889). En 1887, le docteur Liégeais a regardé la statue, après avoir examiné le squelette au Muséum. Il la décrit ainsi :

"Voici, d'abord, cette notice que, le temps se trouvant très brumeux ce jour-là, je n'aurais pu déchiffrer sans l'aide des bons yeux d'un officieux étudiant : "Ferry, nain recueilli et élevé sous le nom de Bébé à la cour du roi Stanislas, qui en fit un de ses amusements. Ce nain est ici représenté avec ses habillements, qu'il a lui-même portés et usés peu de temps avant sa mort. Il naquit dans les Vosges, le 11 novembre 1741. Il est mort le 9 juin 1764.

Il pesait douze onces à sa naissance et acquit la taille de 70 centimètres. "Voici, maintenant, l'aspect de sa personne et de ses vêtements" Il est debout, bien droit et manifestement bien proportionné. Son crâne n'est ni celui d'un idiot, ni celui d'un crétin, mais paraît suffisamment, convenablement développé et indiquer, ainsi, l'intelligence ; ses yeux, avec cils et sourcils bien marqués, sont brillants et largement ouverts ; le nez, bien fait, est un peu aquilin ; ce qu'on voit des oreilles est également normal ; la bouche est petite et le menton rond. (fig. 54)

En somme, c'est une belle petite tête, dont les cheveux, d'un blond clair et légèrement jaunâtre, sont assez abondants, frisés sur les côtés et se terminent derrière par une queue relativement longue. Ses petites mains sont potelées. Son bras droit est pendant et le gauche fléchi à angle droit. Il tient, sous celui-ci, un tricorne noir. Vêtu à la mode Louis XV, il a : un long habit de soie d'un bleu clair passé, une cravate blanche, un jabot et des manchettes de dentelle, un long gilet gris clair, une culotte rouge, des bas gris, des souliers gris plus foncé et à boucles d'argent.". C'est la première description détaillée de cette statue.

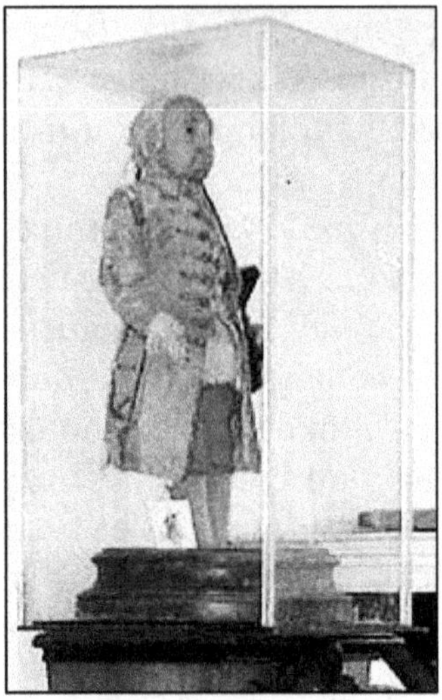

Figure 54 - Statue au musée Orfila rue des Saints -Pères. Cliché J. Granat

Ni dessin, ni gravure. Pour Liégeais, Bébé devait être plus jeune que 15 ans. Sa taille estimée de visu est plus petite que celle du squelette. La statue actuelle a bien une "queue de cheval" (fig. 55). En 1884, Édouard Garnier, dans ‘’Nains et Géants’’, écrit : "Bébé, dont il existe, au musée de la Faculté de médecine de Paris, une statue en cire qui accompagnait le Mémoire présenté en 1764 par Morand à l'Académie des sciences, était également bien proportionné, quoique sa tête paraisse un peu grosse, ce qui tient surtout à la grande saillie du front ainsi qu'on peut le voir d'après son squelette qui est aujourd'hui au Muséum d'histoire naturelle". Il ne reprend plus cet âge de "18 ans". Si la statue de la Faculté est celle de Morand, ce qui est possible, car les cires habillées coûtaient cher, nous n'en avons pas vu de copies, c'est qu'il y a une erreur chez Morand ou dans la rédaction du compte rendu de l'Académie royale. Bébé n'avait donc pas 18 ans lorsque cette statue a été réalisée. Il y a bien d'autres erreurs dans les comptes rendus.

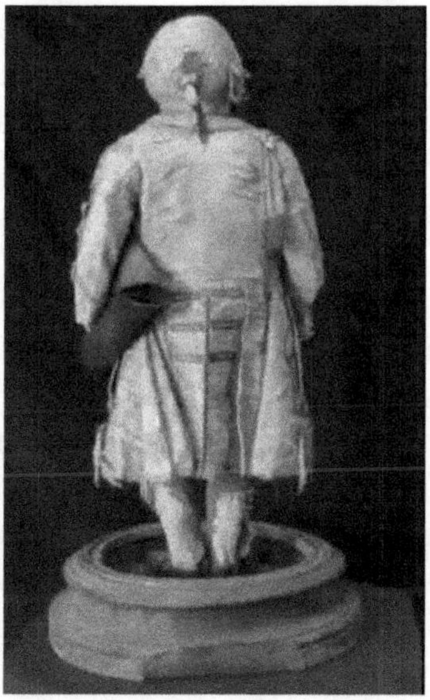

Figure 55 - Statue du musée Orfila de Paris, vue de dos. Cliché Jean Granat

1906, Premier coup de tonnerre

Gaston Maugras, historien réputé, auteur de nombreux livres sur les cours d'Europe, publie une nouvelle édition de son livre "Dernières années de la Cour de Lunéville (Librairie Plon)". Dans l'édition de 1906, il ajoute le chapitre XXV qui n'existe pas dans l'édition de 1904. On lit, page 398, "mort de Bébé" : "envoyèrent le squelette au Cabinet du Jardin du Roi. Là on fabriqua une poupée de cire superbement habillée et on l'exposa à côté du squelette dont elle avait toutes les dimensions. Bébé était revêtu d'un habit de soie bleu clair passé, d'une cravate blanche, d'un jabot et de manchettes en dentelles ; un long gilet gris clair, une culotte rouge, des bas gris, des souliers gris foncé à boucle d'argent complétaient le costume ; il tenait à la main un tricorne noir. Il resta ainsi longtemps exposé à la curiosité des visiteurs".

Cette description ressemble à celle de Liégeais. À notre connaissance, personne d'autre ne parle de cette statue au Cabinet du Roy. Gaston Maugras ne donne pas beaucoup de détails sur sa réalisation.

Il se pourrait bien que ce soit la statue de Morand qui ait été déposée par Morand en 1767, au Jardin du Roy, lorsque Buffon reçut le squelette de Bébé. Nous savons qu'en 1830, Isidore Geoffroy St- Hilaire devient aide-naturaliste de son père au Muséum national d'histoire naturelle. Il est tout près du squelette de bébé et peut-être de cette statue qu'il considère comme une copie. On ne fait pas de copie de cire habillée si facilement que cela. Il enseigne la tératologie à l'École pratique de chirurgie dans l'ancien réfectoire des Cordeliers à la Faculté de médecine jusqu'en 1833, puis dans d'autres bâtiments. Il partageait son temps entre le Muséum et la Faculté de médecine de Paris. Il a peut-être apporté cette statue dans les collections de la faculté, réunies dans les collections d'anatomie depuis 1795 dans 3 pièces du 1er étage, et qui sont devenues en 1847 le musée Orfila. Chronologiquement, il est possible que cette statue en cire habillée, présentée par Morand, soit celle qui était au musée Orfila.

Second coup de tonnerre

Rischbieth et Barrington publient, en 1912, Treasury of Human Inheritance, (Case 7), 1912 London, England p, 568, Vol. 1. Ils insèrent une photo de la statue de Bébé prise sur place (à gauche). Au musée Dupuytren disent-ils mais nous avons vu que cette statue était au musée Orfila à cette date, c'est une erreur. Cette photo est reprise par Seckel en 1960. Sous la photo de Rischbieth et Barrington, il est noté :

Sur cette photo, la statue est habillée selon la description de Mauras et celle donnée par Liégeais. Ces photos sont de mauvaise qualité. (fig. 56 A)

Un dessinateur spécialisé, Avi Katz de Tel-Aviv (Israël), en a refait, pour nous, un fac-similé, qui permet de bien voir ses vêtements (fig. 56 B au centre). À droite à Montpellier. (fig. 56 C)

Nicholas Ferry, Bébé, aged 18. From a wax model in Bébé's clothes with a wig of his own hair, prepared by Jeanet, his surgeon : see Iconography No. 121. Photographed from the original in the Musée Dupuytren, Paris, for this work. PLATE RR

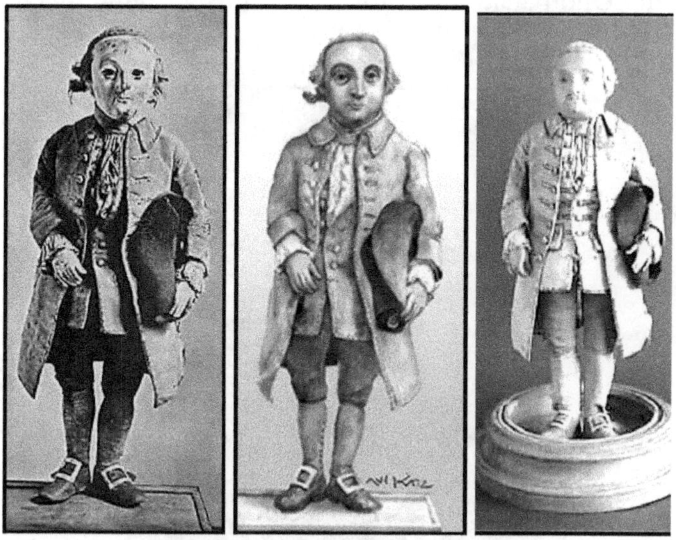

Figure 56 - 3 représentations de Bébé

Nous avons interrogé les responsables des Archives du musée Dupuytren, actuellement fermé. Ils ont fait des recherches, voici leur réponse : "le musée Dupuytren n'a aucune documentation sur le sujet dans ses archives. Frédérique Andry-Cazin". Cette statue représente Bébé plus jeune que 15 ans (Liégeais), et, étant certainement celle de Morand, celle-ci ne montre pas Bébé âgée de 18 ans ! C'est donc nécessairement une erreur d'écriture du greffier de l'Académie qui a rédigé ces mémoires On a très peu décrit ou parlé de cette statue d'Orfila à Paris au 20ème siècle. En 1953, le musée Delmas-Orfila-Rouvière déménage au huitième étage de la Faculté de médecine de la rue des Saints -Pères. Cette statue quasiment oubliée était déposée, plus ou moins cachée, sur un socle en bois, au fond d'une grande salle. On trouve une photo dans le catalogue de la collection Orfila et sur internet une animation montrant la statue tournant sur elle-même. Nous l'avons découverte en faisant l'étude d'un écorché de gorille. Une pancarte se trouvait contre la statue mais était illisible.

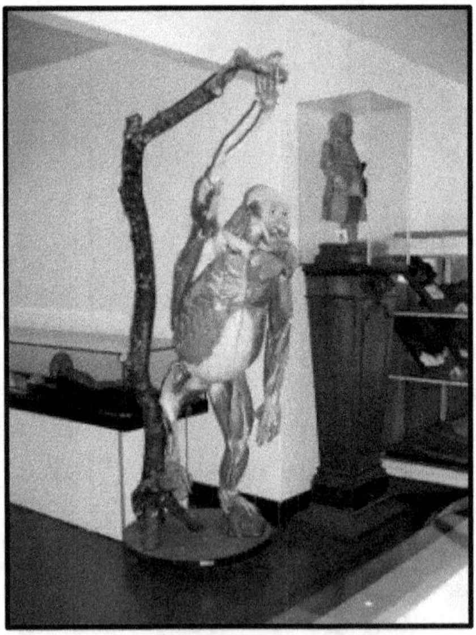

Figure 57 - Gorille et Bébé à Orfila © J. Granat

C'est là que nous l'avons vue et photographiée (fig. 57). Le musée est fermé depuis 2005. Nous avons publié cette statue en 2008, dans le Numéro spécial de la Société de biométrie humaine. En comparant le fac-similé de la photo de 1912 avec la photo de la statue du musée Orfila de Montpellier, nous remarquons des différences. Aujourd'hui, la veste est plus droite et laisse apparaître davantage de boutons à droite. Le bras droit est moins replié.

Le pantalon et les guêtres sont abîmés. Le socle n'est plus le même. Entre Orfila de la Faculté de médecine de la rue de l'École- de-Médecine et Orfila de la rue des Saints - Pères, Bébé a récupéré une moustache '(figure ci-dessous) qu'il a gardée depuis. C'est donc lors du déménagement que des modifications ont été faites. Plaisanterie de celui qui a fait le déménagement ?

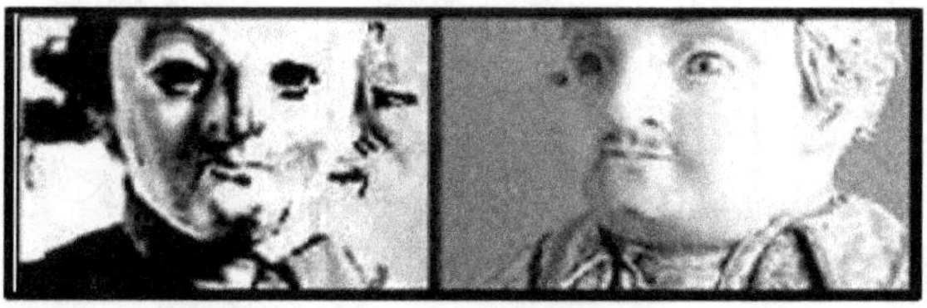

Origine de cette statue

La faculté de Montpellier a eu l'amabilité de mesurer, pour nous, la statue de Bébé. Elle mesure 73 cm de haut. Nous l'en remercions. C'est donc bien celle que Liégeais a vue et qui était notée 70 cm. C'est la stature qu'avait Bébé vers 14/15 ans Quelles statures avons- nous pour Bébé ? À sa naissance, 21 cm. À 5 ans (1746), lors de son arrivée à Lunéville, nous trouvons 54, 2 cm ; 56, 7 cm ; 59, 3 cm. Kast dit moins de 60 cm. La statue en faïence faite en 1747 mesurait environ 56 cm. Bébé a six ans. À 15 ans, 73 cm (Buffon, Geoffroy St-Hilaire).

À 18 ans, lorsque le nain Joujou est à Lunéville, 89, 5 cm. Cette augmentation rapide correspond au pic de croissance. À sa mort, nous avons trouvé pour le squelette 94, 5 cm avec disques intervertébraux, Buffon 89, 3 cm.

D'après les documents en notre possession et notre étude biométrique, nous avons construit sa courbe de croissance (tableau II). Elle montre des à-coups.

73 cm communiqués par Montpellier serait la stature qu'il avait à l'âge de 15 ans. Si cette statue est celle présentée par Morand, ce qui est probable, les 18 ans notés dans l'Académie sont une erreur.

Au lieu de "qui l'avait fait mouler en cire à l'âge de 18 ans", il devrait y avoir : "qui l'avait fait mouler en cire à l'âge de 15 ans".

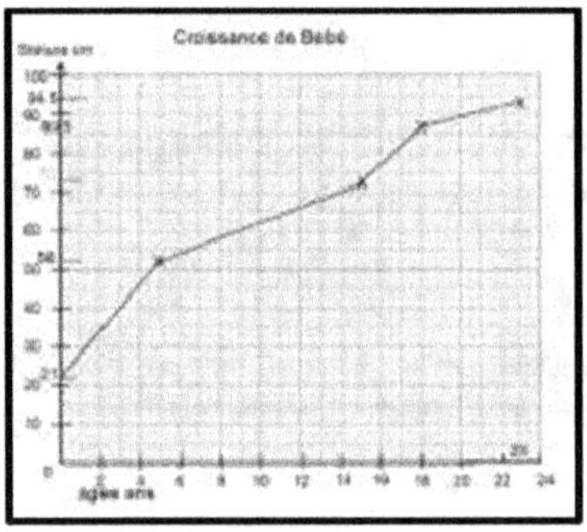

Tableau II - Courbe de croissance de Bébé

En conclusion, notre étude montre que la statue du Jardin du Roi, celle d'Orfila à la Faculté de médecine de Paris et celle de Montpellier seraient bien celle présentée par Morand ! Nous rectifions l'erreur de transcription, Bébé a 15 ans. Il s'agit vraisemblablement d'une cire habillée, œuvre de François Guillot.

Tableaux, dessins, et autres

On s'empresse aussi de faire des tableaux, tant la célébrité de Bébé au XVIIIe siècle était grande. Chacun veut en posséder un, d'où les nombreuses répliques énoncées. La première représentation de Bébé, dit-on, la plus connue, est conservée au musée du Château de Lunéville. C'est un tableau du XVIIIème siècle donné par Germain Charrier.

Bébé, en pied, est habillé en ''marquis'', avec perruque, la culotte et le gilet rouges, l'habit vert avec brandebourgs en or et aux épaules une passementerie également en or, des souliers à boucle, des bas blancs, la chemise à jabot, de riches manchettes aux mains, dont la gauche est dans le gilet, sous son bras gauche il tient un tricorne noir, l'autre main est posée sur la tête d'un chien (Benoît). Ce tableau, présenté en plusieurs versions, aurait plusieurs peintres, non certifiés, Dominique Pergaud, élève de Girardet à droite, toujours à Lunéville, au centre, pastel attribué à Stanislas, exposé au Musée lorrain de Nancy, à gauche, attribué à Jean Girardet mais détruit dans l'incendie. Il ne reste que des reproductions et une seule carte postale neuve que le syndicat d'initiative de Lunéville nous a aimablement offerte et que nous avons immédiatement offerte au château qui n'en avait pas.

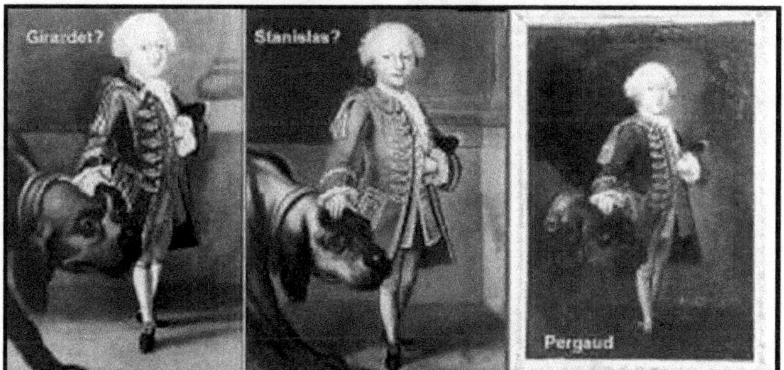

Figure 58 - Même sujet par 3 peintres différents

Le tableau du centre se trouve au Musée de Nancy. Ce portrait de Nicolas Ferry, dit Bébé, est un pastel, du 18e siècle. inv. 95.482 (c) Musée Lorrain, Nancy / photo. G. Mangin. . Il est souvent attribué à Stanislas. (fig. 58)

Autres tableaux

En 2014, le musée du Château de Lunéville a acquis un nouveau tableau daté de 1750 (fig. 59) représentant Nicolas Ferry jeune mais d'auteur anonyme. Bébé est en costume de hussard, avec un sabre à la ceinture d'inspiration hongroise. Il a sur la tête un shako, coiffure haute en feutre qui protège la tête.

Il est représenté sur la couverture de ce livre. Monsieur Alain Philippot, conservateur au musée du Château de Lunéville, le décrit longuement.

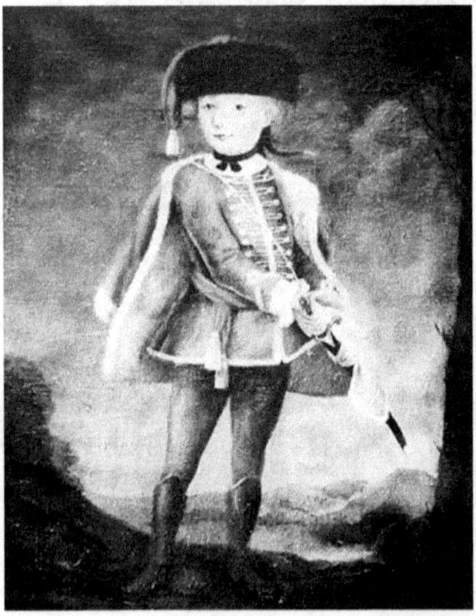

Figure 59 - Portrait de Nicolas Ferry. Ecole lorraine, huile sur toile, milieu du XVIIIe siècle Lunéville, musée du château des Lumières, inv. 2012.9.1 ©A. Philippot, conseil départemental de Meurthe-et-Moselle.
Tableau de 1750 Anonyme

Quelques extraits : "Portrait anonyme du XVIIIe siècle d'une collection privée de Haute- Saône. Cette huile sur toile représente un Nicolas Ferry enfant, au visage agréable, au nez aquilin et aux boucles blondes, comme on le décrit dans son jeune âge. Il se tient en pied dans un paysage de montagnes semblables à celles de ses Vosges natales. L'uniforme qu'il porte, rouge et bleu (voir couverture du livre), sous sa pelisse de toile rouge, s'inspire largement du costume à la hongroise des hussards de la fin du XVIIe et du début du XVIIIe siècle. Il porte, sous une pelisse de toile rouge fourrée, un dolman bleu céleste. Il porte une culotte et une ceinture rouges. Le colback, bonnet de toile rouge, bordé d'une fourrure épaisse, protège sa tête. Il est chaussé de courtes bottes marron et porte la main à son sabre dont la poignée est en forme de tête d'aigle" (Lunéville, Les Cahiers du Château N°9-année 2014 – p. 52)

D'autres représentations de Bébé existent aussi ailleurs. L'Agence photographique de la réunion des musées nationaux en possède. Un tableau représente le nain Bébé, à l'âge de 11 ans (1752) par Trubenbach. Le Cabinet des Estampes détient de nombreuses représentations de Bébé. Sur toutes ces représentations, Bébé est élégant, aux proportions harmonieuses. Bébé est tellement en vogue que de nombreux tableaux sont peints ou faits au pastel. Des particuliers en possèdent. L. Benoît a réalisé une gravure d'après les tableaux de Pergaud. Nous avons recensé plus de vingt gravures et une trentaine de dessins représentant Bébé et Stanislas.

L'Imagerie d'Épinal a illustré un livre, ''Histoire de Bébé, le nain du roi de Pologne d'après le texte de Fréville'', et un conte populaire, ''Le Fèvotte et le roi Stanislas'' où l'on voit Bébé saluant ce Fèvotte en présence de Stanislas assis. Une gravure représente Bébé aux côtés du nain Gulia, nain italien harmonieux.

Le dessinateur Avi Katz (Israël), en lisant nos articles, a dessiné Bébé en s'inspirant des tableaux du 18ème siècle (fig. 60). Il existe bien sûr de nombreuses cartes postales et des illustrations représentant Bébé dans de nombreux livres et revues. On a même retrouvé le portrait de Bébé dans le journal du TGV (Février 2009 N° 111. Le retour du nain Bébé p. 52). Objets Histoire véridique du jeu du" Nain Jaune" par François Theimer, collectionneur de jouets et jeux anciens, historien du jouet français, et expert auprès de la cour d'appel de Paris, qui a publié l'historique du jeu qu'il a écrit et mis à jour d'après ses dernières recherches et publié dans JeuxSoc (2008)". Bébé obtint une immense célébrité qui dépassa largement les frontières lorraines, mais, en grandissant en âge, il devint souvent violent et cruel, en particulier avec ses congénères qui lui étaient présentés et, par analogie, on le surnommait, hors de son domaine : "Le Nain Jaune" par comparaison avec le conte cruel intitulé "Le Nain Jaune" écrit au XVIIe siècle par madame la baronne d'Aulnoy (Marie-Catherine de Jumel de Barneville). Vers 1760 ? Un jeu apparaît avec "Bébé" représenté sur le tableau du jeu. Ce jeu fut alors appelé le "Jeu du Nain Bébé". Après la Révolution française, il s'exporta vers la capitale où il est représenté sous la forme d'un nain habillé en folie avec grelots ou en petit homme chauve en costume jaune, avec son épée au côté (qui ne le quittait jamais), sans qu'une relation particulière soit faite avec "Bébé", et conserva définitivement le nom de "Jeu du nain jaune".

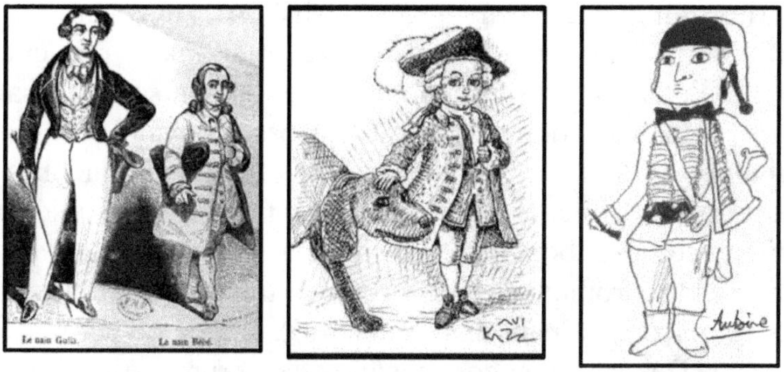

Figure 60 - À gauche, Bébé et Mathias Gulia (Geoffroy Saint-Hilaire) ; au centre © Dessin d'Avi Katz et à droite dessin d'Antoine (13 ans), qui depuis 7 ans suit les aventures de Bébé, page par page.

Baptiste-Paul Grimaud a réalisé un jeu de 54 cartes sur le duc Stanislas Leszczynski, Bébé est le joker (fig. 61).

Une chanson a été faite racontant sa vie. Le groupe Ange lui rend hommage en chanson sur l'album Emile Jacotey (1975) d'après un poème "Le nain de Stanislas". Des vêtements, des souliers, un très beau costume, sa canne, son épée, un bicorne sont aussi conservés au château de Lunéville qui nous a communiqué ces clichés. (fig. 62).

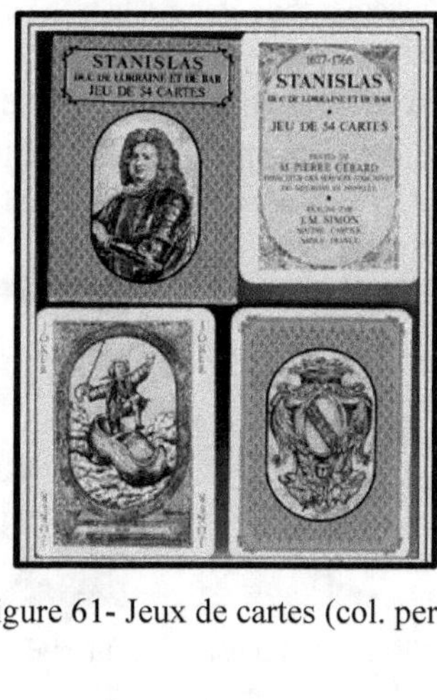

Figure 61- Jeux de cartes (col. perso)

Alexandre Joly, en 1859, dans" Le château de Lunéville : "Bébé avait une voiture d'un luxe vraiment royal ; c'était une espèce de calèche, à l'unisson de sa petite personne, dont l'art du carrossier avait fait un véritable joujou. Un attelage de chèvres blanches conduisait sa petite éminence à travers les allées nombreuses des bosquets. Un de ces jours derniers, en rentrant de promenade, j'aperçus à travers champs un pauvre maçon, traînant un petit chariot, chargé de pommes de terre. Des traces encore visibles de dorures, d'un luxe inusité, attirèrent mon attention ; sur l'observation que j'en fis, ce brave homme m'apprit comment il était devenu possesseur des derniers débris de la voiture de Bébé". Cette calèche a donc bien existé.

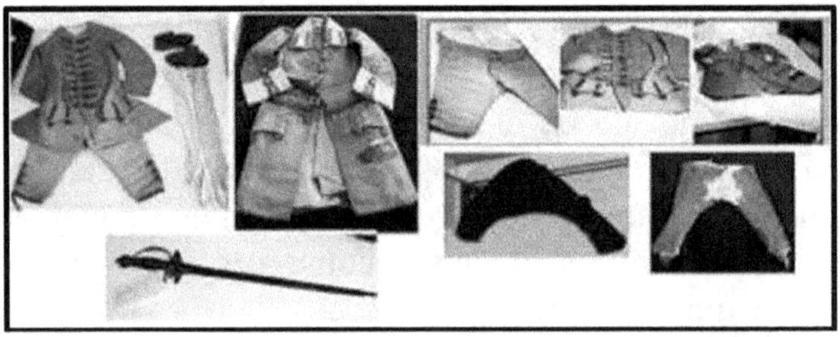

Figure 62 - vêtements de Bébé. Château de Lunéville

Les Manufactures de Lunéville ont refait, aujourd'hui, des assiettes et un œuf rappelant le château avec Stan et Bébé.

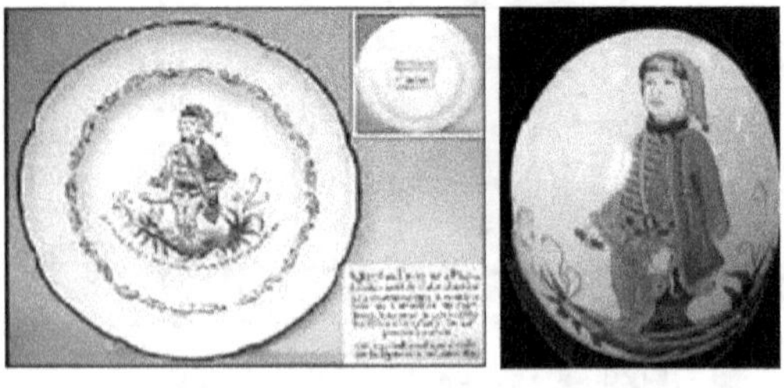

Ceci prouve l'intérêt qui est porté à Bébé. (ci-dessus)

Gobelet de Bébé (fig. 63)

Raoul Guérin, en 1878, dans le Journal Lorrain, dit qu'il a vu, au musée communal de la ville d'Amiens, inscrit sous le n° 299 du catalogue, un gobelet ou verre à boire, mentionné ainsi : "Gobelet de Bébé, nain de Stanislas, roi de Pologne". Le fond manque. L'ouvrage est une verrerie assez ordinaire. Il présente une forme légèrement conique, n'a jamais eu de pied, présente l'ornementation suivante : dix bandes bleues, étroites, le découpent verticalement, intercalées, et les dimensions sont les suivantes : Hauteur totale : 0, 06 m ; diamètres : supérieur : 0, 04 m, inférieur : 0, 03 m. Monsieur Borély, conservateur du musée, le regardait comme authentique. La Conservation du musée d'Amiens est ravie de ces documents.

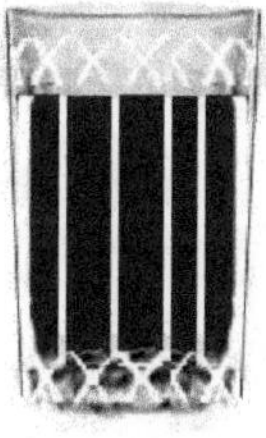

Figure 63 - Gobelet de Bébé © J. Granat

CHAPITRE VIII

Étude du squelette de Bébé

I. ENTRE « NORME » ET « PATHOLOGIE », BIO-ANTHROPOLOGIE DU « NAIN » BÉBÉ

Les témoignages écrits évoquant Nicolas Ferry surnommé « Bébé » sont pléthore, les pages précédentes l'expriment amplement, des correspondances entre courtisans aux recueils des mémoires paysannes vosgiennes transmises par la tradition orale, des constats médicaux aux manuscrits des naturalistes. Ils révèlent la personnalité de Nicolas, le campagnard immergé brusquement en 1746, à l'âge de 5 ans, dans l'atmosphère fastueuse d'une cour royale des Lumières. Sa vie, ses gestes, ses humeurs sont relatés et peints mais c'est surtout sa « petitesse » qui suscite un intérêt majeur et persistant aux XVIIIe et XIXe siècles. Au XXIe siècle, il acquiert une notoriété internationale à la suite de la découverte en 2003, dans l'île de Florès à Liang Bua, de *Homo floresiensis* [Brown *et al* 2004], un Hominidé fossile daté de plusieurs dizaines de millénaires. N. Ferry est alors l'un des éléments de référence pour interpréter la plus petite des espèces d'Hommes connues [Peyre, Granat 2008a], au crâne si peu volumineux (environ 400 cm^3, la taille d'un pamplemousse) et à la stature si faible (environ 1 m) : étaient-ils des Pygmées, des microcéphales pathologiques, le résultat d'une dérive génétique ou des nains hypophysaires ? [Argue *et al.* 2006 ; Falk *et al.* 2005 ; Hawks 2005 ; Jacob *et al.* 2005, 2006 ; Larson 2006 ; Lieberman 2005 ; Morwood *et al.* 2004, 2005 ; Musso 2005 ; Martin *et al.* 2006 ; Niven 2007 ; Richards 2006 ; Roberts 2005 ; Wong 2005 ; Zeitoun 2005].

Bio-anthropologie du corps de Bébé, les enjeux

Le présent chapitre envisage le corps de N. Ferry par la seule trace tangible existante aujourd'hui, son squelette. Gardé au Muséum national d'histoire naturelle depuis sa réception au Jardin du Roy en 1764, et reconstruit sous la forme voulue par Buffon (tous les os sont associés selon l'ordre anatomique et solidement liés les uns aux autres), le squelette restauré du « Bouffon du Roi », Stanislas Leszczynski, est présenté debout, maintenu en posture verticale par une tige rigide équipée de pinces de serrage, les pieds appuyés sur un socle (Fig. 1A, 67).

Que nous apprend aujourd'hui l'étude de ce précieux squelette sur la spécificité du nanisme ou, au contraire, sur sa normalité ? En d'autres termes, nous permet-elle de mettre en perspective, pour les « nains », les concepts de « normal » et de « pathologique » ? C'est l'objet de l'analyse bio-anthropologique proposée ci-dessous où Bébé « le nain » est confronté pièce à pièce, selon les 228 données osseuses de son corps, aux mensurations d'autres humains à l'allure plus commune, dite « normale » [Peyre, Granat 2008a].

LA TÊTE DE BÉBÉ

Un groupe de référence

Les exigences qui concernent le groupe servant de référence à l'analyse du corps de Bébé sont nombreuses car il doit représenter un échantillon significatif de l'espèce humaine, de ses « normes » ou presque. Pour ce faire, nous avons constitué une série numériquement importante, un demi-millier de personnes, qui, loin d'être une simple addition de sujets disparates, possède les qualités d'une « population vraie », c'est-à-dire dotée d'une signification biologique et socioculturelle. Cette conjoncture est réalisée au sein d'une communauté paysanne ancienne habitant le même bourg, par exemple. Des études biométriques menées sur de tels ensembles villageois conduisent au constat remarquable et inattendu de l'existence d'une très forte variation entre les individus (variation intragroupe), résultat bien contraire aux intuitions premières qui leur présupposent une grande homogénéité [Menin 1979 ; Peyre 1979, 1980, 1998 ; Peyre, Granat 2004].

Nous avons choisi de composer une vaste population de référence, dite population « norme », en agrégeant les humains exhumés de trois nécropoles anciennes du Bassin parisien [Menin 1977 ; Peyre 1977, 1983], trois communautés villageoises que la statistique nous permet de considérer comme semblables [Peyre, Granat 2008a]. Ces cimetières constitués entre les IVe et VIIe siècles sont situés de part et d'autre de Paris : à l'Est, en Bourgogne, celui de Saint-Martin-du-Tertre (Yonne, 89) et à l'Ouest, en Ile-de-France, les deux nécropoles de Maule (Vexin français, Yvelines, 78).

Une population bio-socioculturelle

Ces villageois de référence forment, de plus, une population bio-socioculturelle en ce sens qu'ils étaient apparentés et partageaient les mêmes *habitus* et conditions géochimiques.

Ce n'est pas prendre un grand risque que de considérer les habitants de chacun de ces villages comme des individus apparentés. On sait que les mariages en France, notamment dans les régions d'agriculture et d'élevage comme celles impliquées dans cette étude, se forment à l'intérieur de cercles restreints. La démographie historique montre que, jusqu'aux abords du XXe siècle, le conjoint est choisi « à moins de cinq paroisses » [Goubert *et al.* 1991], soit dans un rayon de 10 km. De manière générale, les flux matrimoniaux sont freinés par de mauvaises voies de communication ou par tout obstacle naturel ; ce n'est pas le cas dans cette zone du Bassin parisien. En ce qui concerne les *habitus* alimentaires, les traditions culinaires de ces trois villages devaient être très comparables, compte tenu de leurs datations proches d'environ 1500 ans et de leur proximité géographique. Il en est de même des ressources nutritionnelles qui provenaient de sols analogues d'un même bassin sédimentaire calcaire. Enfin, ce territoire est irrigué par un réseau fluvial commun formé par la Seine et l'Yonne qui traversent un même substrat géochimique : ces anciens paysans y recevaient donc une eau alimentaire de même composition ; ce que confirme l'analyse chimique de leurs os qui montre des teneurs en métaux lourds (cadmium, plomb, zinc, baryum, magnésium et calcaire) très similaires [Jaworowski, Peyre *et al.* 1984, 1985].

Biométrie de Bébé : méthodologie comparative

La biométrie de Bébé que nous avons menée, la première pour son exhaustivité, consiste à étudier cet individu singulier par comparaison avec un groupe « norme » afin de rechercher, de décrire, de discuter et d'interpréter les spécificités d'un corps de « nain » et d'en apprécier l'importance.

Elle repose sur l'étude de données recueillies selon les mêmes procédures et le même opérateur [Peyre 1977, 1983 ; Peyre, Granat 2008 a,b], les mesures antérieures du XVIIIe siècle (Buffon *et al.* 1767) exprimées en « pieds, pouces et lignes » (*Cf* le tableau du chapitre VI) étant peu utilisables. La matrice (tableau) d'étude est constituée de 101 variables relevées sur le crâne de Bébé et sur chacun des 476 adultes de la population de référence ; elle comprend 60 mesures du neurocrâne et de la face ainsi que 41 variables calculées comme le volume du cerveau. L'étude du corps de Bébé dans sa globalité s'appuie sur 127 données, 73 mesures et 54 variables calculées telle la stature, qui sont commentées selon les données générales de l'anthropologie [Olivier 1960].

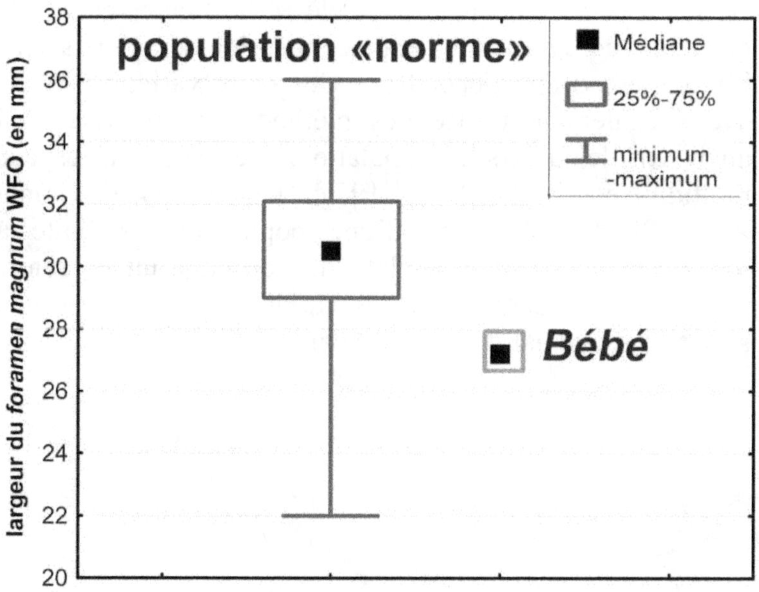

Fig. 64 - Bébé, un sujet « normal » : boîte à moustaches de la largeur du *foramen magnum* WFO où Bébé est comparé à la population « norme » (Graphique : Évelyne Peyre)

La méthode d'analyse utilisée, la statistique descriptive, expose la variabilité intragroupe par des paramètres mathématiques mais aussi par des représentations graphiques, plus lisibles. Ainsi, la « boîte à moustaches » résume le profil de la population « norme » pour un caractère unique et, par exemple (Fig. 64), la largeur du trou occipital (*foramen magnum*) : le rectangle encadre de 25 à 75% des individus (avec la médiane en point central) et se prolonge par deux segments, les « moustaches », menant jusqu'aux valeurs extrêmes observées (minimum et maximum). Ainsi, le « nuage » de dispersion est construit avec tous les sujets, et chaque point représente un individu évalué, cette fois, par deux de ses caractères. Nous donnons, pour exemple (Fig. 65), le *foramen magnum* saisi par sa largeur et sa longueur sur chaque crâne : l'ellipse dessinée encercle 95% d'entre eux et la droite de régression situe la place théorique des sujets sous l'hypothèse d'une dépendance des deux variables. Nous avons également utilisé des méthodes multivariées qui analysent la diversité populationnelle dans un espace multidimensionnel [Peyre 1977, 1998 ; Peyre, Granat 2004, 2008a]. Au sein d'une population, la boîte à moustaches illustre la variété du format d'un caractère tandis que le nuage décrit les variations de forme d'une structure saisie par deux de ses caractères.

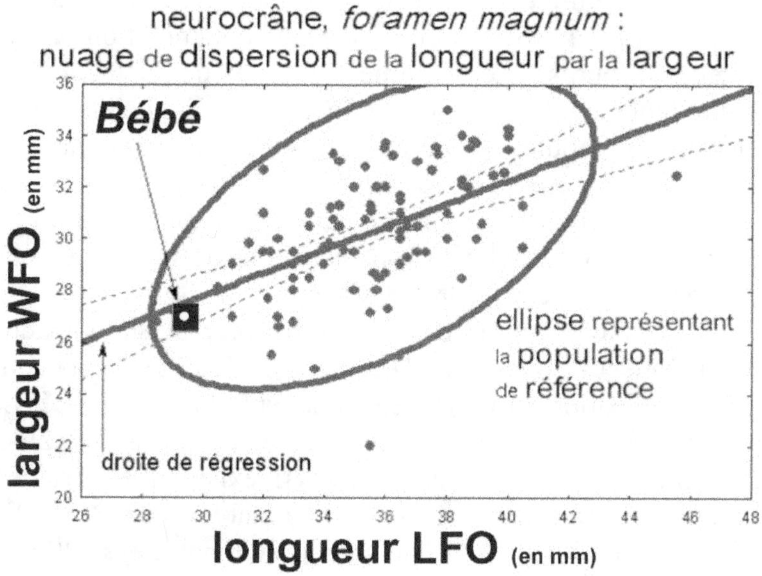

Fig. 65 - Bébé comparé à la population « norme » : le *foramen magnum*, régression de la largeur (WFO) par la longueur (LFO).
(Graphique : Évelyne Peyre)

Le groupe « norme » permet d'établir de tels graphiques avec toutes les variables. Pour interpréter Bébé, le protocole statistique consiste alors à le projeter comme individu supplémentaire dans ces graphiques, ce qui permet de lire clairement la place qu'il occupe au sein à la variabilité intra-population.

LE CRÂNE DE BÉBÉ : SA TAILLE

Le très petit cerveau intelligent pour une faible capacité crânienne « hors norme »

Le cerveau de Bébé a disparu mais nous pouvons en estimer le volume en mesurant la capacité de son contenant, le crâne. Nous avons, d'abord, mesuré directement celle de Bébé par un cubage du crâne avec des graines de millet [Charles 1964] et non avec des billes de plomb [Broca 1875] pour éviter une contamination par les métaux lourds. Le volume observé de 610 cm^3 est semblable à celui de 620 cm^3 fourni par l'immersion dans l'eau du moulage interne de son crâne (endocrâne) [Grimaud-Hervé in Balzeau *et al.* 2007]. Nous avons, ensuite, calculé cette capacité par des équations [Lee *et al.* 1901] utilisant les dimensions générales de son crâne : elle est très élevée, de l'ordre de 800 cm^3.

La différence entre ces estimations de la capacité crânienne est importante (200 cm^3). Nous en proposons une explication partielle liée à une pathologie de Bébé. Le cubage évalue le volume endocrânien alors que le calcul fournit celui de l'exocrâne. Or, il existe une variation d'épaisseur de la paroi du crâne notable chez Bébé. En effet, celui-ci souffre d'une anémie [Granat, Peyre 2007b] qui a provoqué le développement de certains organes hématopoïétiques dont le diploé (moelle) des os pariétaux (Fig. 70). La paroi osseuse en est grandement épaissie et bombe vers l'intérieur, ce qui réduit le volume endocrânien. Du vivant de Bébé, cette bosse interne a probablement créé une pression sur l'encéphale car, à l'autopsie, le chirurgien [Saucerotte 1801] note que « les deux pariétaux avaient au moins six lignes d'épaisseur, vers le centre, à cause d'une tumeur rouge, spongieuse et de nature diploïque, qui bombait vers le cerveau », soit une épaisseur de 14 mm et un volume de 25 cm^3. Bien que le cubage nous semble la technique la plus fiable, il se peut que le cerveau de Bébé ait donc été un peu plus gros que la mesure cubée : nous proposons un volume cérébral de 640 cm^3, valeur proche de celle (638 cm^3) fournie au XIXe siècle [Manouvrier 1896].

Bébé a un petit cerveau. Pourtant, comme on l'a lu dans les chapitres précédents, ses contemporains, loin de le décrire comme un idiot, le voient plutôt comme un enfant malin. Le volume de son crâne est très inférieur à la variation de 1000 à 2400 cm^3 enregistrée aujourd'hui dans le Monde mais cette fluctuation de la « quantité de matière » ne préjuge pas du « degré d'intelligence », contrairement aux affirmations des anthropologues matérialistes du XIXe siècle à la suite de Jules Cloquet, John Barclay, Paul Broca, etc., [Peyre 2015]. D'ailleurs, un même écart distingue Anatole France (1000 cm^3) de Georges Cuvier (2400 cm^3) dont les aptitudes intellectuelles sont notoirement semblables. Du point de vue de l'évolution humaine, la capacité crânienne ne montre pas, non plus, de lien avec les compétences mentales alors qu'elle a énormément augmenté en trois millions d'années. Elle s'est multipliée par quatre depuis les 400 cm^3 des premiers Hommes (*Homo habilis*), découvreurs de l'outil, aux artistes de la dernière centaine de millénaires, que ce soit l'Homme moderne (*H. sapiens sapiens*) ou Néanderthal (*H. sapiens neanderthalensis*) dont le crâne mesure 1500 cm^3 en moyenne. Pourtant, il existe un moment de notre histoire où prédominent des cerveaux semblables en taille à celui de Bébé, ceux des *Homo ergaster* vieux d'un million et demi d'années dont les restes archéologiques signent leur vigoureux entendement : ils inventent la deuxième grande culture humaine, l'Acheuléen, et conçoivent cette puissante innovation technologique qu'est la double symétrie.

Bébé, un crâne de taille « hors norme »

Bébé possède, c'est une évidence, un très petit crâne. Ses mensurations sont presque toutes (85% d'entre elles) inférieures aux *minima* observés dans la population de référence. L'exemple de la régression (Fig. 66) des deux dimensions maximales du crâne, la longueur (LMX) par la largeur (WMX), montre clairement sa taille fortement

« hors norme ». Projeté comme individu supplémentaire dans ce nuage, Bébé se situe, en effet, loin de l'ellipse englobant 95% des sujets « norme ».

On sait qu'une population « norme » compte 95% de ses individus répartis dans un rayon de deux écarts-types (2σ) autour de leur moyenne. Or, Bébé possède certaines mensurations très faibles qui s'écartent fortement (de 5 à 8σ) de la moyenne « norme ». Ce sont : les longueurs générales du neurocrâne, de la voûte et de la mandibule ; la hauteur générale du neurocrâne et de la face, et celle de l'occipital ; les largeurs de la face. Le neurocrâne est donc dans l'ensemble très court, de hauteur faible et porte, dans sa partie postérieure, un occipital très petit. La face étroite est globalement basse, caractéristique certainement liée à des anomalies du développement des dents ou à leur agénésie, comme nous le proposons dans l'analyse pathologique du squelette [Granat, Peyre 2007b]. Ce crâne est donc court et étroit mais l'examen comparé de ses longueurs (éloignées de 6 à 8σ de la moyenne) et largeurs (éloignées de 3 à 5σ) dévoile qu'il est beaucoup plus court qu'étroit (brachycrânie), une forme originale apparue récemment dans l'évolution humaine mais assez répandue dans les régions occidentales de l'Europe.

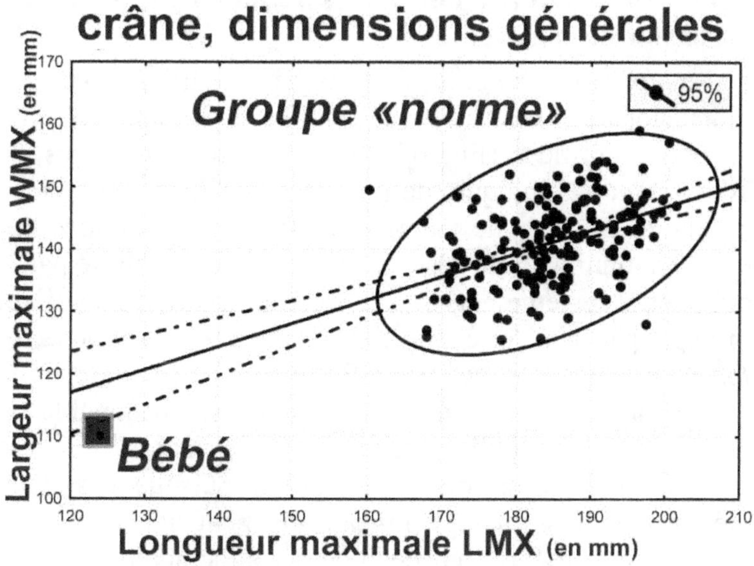

Fig 66 - Crâne de Bébé comparé à la population « norme » : régression de la longueur maximale (LMX) par la largeur maximale (WMX) (Graphique : Évelyne Peyre)

Bébé, un crâne de taille « normale »

Il est intéressant de constater que le crâne de Bébé possède des structures qui ne le distinguent pas de la population « norme », et pour lesquelles il est donc un sujet « normal ». Les mensurations supérieures aux *minima* concernent l'occipital dans sa partie basse (plage sous-inienne) dont le *foramen magnum*, la zone moyenne de la face qui s'étend de la base du nez au début du front, et à la région postérieure de la mandibule, la branche (*ramus*) et la zone goniaque où s'insèrent les muscles mettant en mouvement la mandibule. Que signifie cette « normalité » de Bébé ?

Bébé, ses structures « normales » : motricité volontaire et sensibilité consciente

Le *foramen magnum* de Bébé appartient par ses dimensions (LFO, WFO) à l'ellipse enfermant 95% du groupe « norme » (Fig. 65). La boîte à moustaches de WFO (Fig. 64) indique, de plus, une localisation de Bébé proche de la médiane « norme ». Or, c'est par ce *foramen* que communiquent le système nerveux central abrité par le crâne et le système nerveux périphérique (moelle épinière) protégé par les vertèbres dans son canal rachidien. Ce *foramen* ouvrait donc, chez Bébé, un passage de taille « normale » au système nerveux et il est raisonnable de penser que son bulbe rachidien et sa moelle épinière étaient, aussi, d'un diamètre normal puisque ces deux éléments s'unissent à ce niveau. On peut donc supposer que le tronc cérébral, faisceau de nerfs rachidiens moteurs et sensitifs, était classique. Compte tenu de la petitesse du crâne de Bébé, nous avons mesuré LFO et WFO chez un enfant de 4 ans dont le crâne représente 80% de celui d'un adulte : ces mesures entrent déjà dans la variation intragroupe, ce qui nous permet de poser l'hypothèse que des dimensions « normales » de ce *foramen* sont acquises très précocement et, à ce propos, de comprendre la « normalité » de Bébé malgré sa maladie.

Il en était probablement de même pour le cervelet qui se loge dans la zone occipitale basse (sous-inienne) dont l'extension chez Bébé présente un développement normal. On sait que le cervelet est un centre nerveux régulateur de la fonction motrice au sens large, c'est-à-dire du mouvement, de la posture et de l'équilibre. Ce résultat nous convainc que Bébé ne souffrait pas d'une hypoplasie cérébelleuse, conclusion corroborée par de nombreuses archives dont un texte [Geoffroy 1746] insiste sur l'agilité maîtrisée de l'enfant lors de son arrivée au château de Lunéville à l'âge de cinq ans : « cet enfant est d'une vivacité extraordinaire, il ne reste pas un moment en repos. Il ne craint rien. Il ne se laisse point détourner de son objet ».

Le visage de Bébé

Le visage de Bébé est très petit mais bien proportionné dans ses parties supérieure et moyenne ; au XVIIIe siècle, il est d'ailleurs décrit comme « bien fait ». Pourtant, son nez avait alors été remarqué comme étant de « grande taille ». Or, sa taille entre dans la variabilité de référence. Cette perception erronée résulte donc d'une appréciation surestimée de ce nez « normal » contrastant avec une face inférieure anormalement réduite. Les orbites sont aussi « normalement » hautes. Nous avions remarqué, lors de l'étude du larynx [Granat, Peyre *et al.* 2006], que les Hommes fossiles, grands ou petits, ont une face bien proportionnée. En dehors de *H. habilis*, ils présentent une variation de la hauteur faciale totale semblable à celle des Hommes modernes car, dès l'origine du genre *Homo,* les orbites ont presque la même taille qu'aujourd'hui ; il en est de même pour l'ouverture nasale et l'orifice buccal. Il n'est donc pas étonnant que Bébé ait également de telles caractéristiques « normales ».

Au bas de son visage, la mandibule est très petite, exception faite de certains sites d'insertion musculaire qui ont une aire semblable à celle du groupe « norme ». La région goniaque qui dessine, à gauche et à droite, le bas du visage, est aussi de largeur « normale » mais, par effet de contraste avec cette tête si menue, le visage de Bébé semble puissant ; et cet effet est renforcé par des gonions très extroversés (saillants à l'extérieur) qui signent la présence de puissants muscles masséters. Par ailleurs, l'angle mandibulaire, adaptant la face inférieure au neurocrâne, est la seule mensuration de Bébé qui soit supérieure à la moyenne « norme » : Bébé avait probablement une avancée mandibulaire accentuée par l'absence des dents antérieures car il ne montre d'alvéoles des incisives et des canines, ni au maxillaire, ni à la mandibule. La biométrie confirme ainsi l'hypothèse d'une agénésie de ces dents permanentes.

LE CRÂNE DE BÉBÉ : SA FORME

L'étude de la forme consiste simplement, via les indices, à comparer deux mesures d'une même structure ou de deux structures différentes, ce qui efface l'effet de taille. Les indices sont des paramètres de forme.

Bébé, un crâne de forme « normale »

La petite tête de Bébé le distingue des humains « normaux » mais la biométrie prouve que sa forme est classique : 90% de ses paramètres de forme (29 indices) sont situés à l'intérieur des limites de variation de la population « norme ».

Le neurocrâne de Bébé est classiquement arrondi, et ce bombement « normal » concerne également chacun des os le constituant (frontal, pariétal, occipital). Saisi globalement dans l'espace tridimensionnel par ses indices de hauteur-largeur-longueur, le neurocrâne présente aussi des proportions classiques.

En ce qui concerne le *foramen magnum,* non seulement sa taille et sa forme plutôt ronde entrent dans la variation « norme » (Fig. 64, 65) mais les graphiques montrent que Bébé se situe à proximité de la droite de régression, ce qui accuse la forte « normalité » de cette structure pour laquelle nous avons déjà fourni une interprétation physiologique.

Ce crâne est haut relativement à sa faible longueur mais bas en comparaison de sa forte largeur ; sa forte cryptozygie avec des zygomas très proches du neurocrâne convient bien à cet hyperbrachycrâne. Par contraste avec cette largeur accentuée du neurocrâne, le front semble modérément étroit mais sans dysharmonie craniofaciale. La forme de son nez et de ses orbites est classique.

Bébé, une face hors du commun

Les anomalies de taille et de forme de sa face ne concernent que la partie inférieure (maxillaire et mandibule) extrêmement basse (qui s'écarte de 6σ de la moyenne « norme »). Nous l'expliquons par une pathologie de développement dentaire tel qu'il existe dans cette maladie rare qu'est le syndrome appelé NMOSR « Nanisme primordial - microdontie - dents opalescentes et sans racine » [Granat, Peyre 2007b].

Le visage de Bébé dans sa globalité présente une certaine dysharmonie : la faible dimension de ses mâchoires contraste avec sa partie moyenne de format et de forme moyens. Les indices de longueur-largeur de la face entrent dans la variation « norme » mais confirment l'aspect carré du bas du visage que le fort écartement bigoniaque laissait prévoir. Par comparaison, la face moyenne paraît contractée avec des orbites rapprochées, un nez très étroit (hyperleptorhinien) et des pommettes resserrées.

En conclusion, le crâne de Bébé est de forme « normale ». Parmi les paramètres de forme de l'ensemble craniofacial, seuls deux indices faciaux le distinguent de la « norme », encore faut-il remarquer qu'ils caractérisent Bébé à la suite de sa maladie, et non les « nains » en général.

LE CORPS DE BÉBÉ

Le squelette très bien préservé de Bébé permet un examen radiographique complet et une étude détaillée du format et de la forme de son corps ; cette biométrie fondée sur 127 données [Peyre, Granat 2008a] décrit son allure générale, son tronc et son rachis, ses membres et leurs ceintures, ses proportions corporelles et sa stature.

L'allure générale du corps de Bébé

A l'image du crâne, le squelette postcrânien est très petit dans son ensemble. Comme c'est également vrai pour tous les éléments osseux qui le composent, Bébé est un petit être harmonieux. Il l'est aussi par sa forme, aucun indice ne l'écartant des moyennes européennes [Olivier 1960]. La belle prestance de Nicolas Ferry était déjà manifeste de son vivant, comme en fait état l'épitaphe de son mausolée : « Malgré l'écart de la nature, c'était un nain remarquable par la petitesse et la gracieuseté de son corps ».

Par ailleurs, le corps de Bébé n'atteste aucune pathologie majeure, ni signe de maladies osseuses constitutionnelles ni séquelle de traumatismes accidentels. La colonne vertébrale montre un rachis cervical en forte lordose (courbure du rachis cervical) et, en vue faciale, elle est reconstituée avec les deux courbures en forme de S décrites par Buffon. Les cartilages de conjugaison ossifiés confirment un stade adulte.

Bébé semble plus puissant par ses bras que par ses jambes. Ses membres supérieurs sont longs comparativement aux inférieurs. Au bras, l'humérus présente une diaphyse ronde et une robustesse faible, morphologie fréquente des jeunes adultes. Son jeune âge, 23 ans, explique aussi les courbes douces de l'os, à peine marqué d'insertions musculaires qui sculptent l'os avec le temps et le travail ; cet aspect est quantifié par des mesures et indices qui ne varient guère le long de la diaphyse, que ce soit au-dessus et au-dessous de l'attache de l'important muscle deltoïdien : Bébé n'a probablement pas exercé de travaux de force, aucun texte n'en mentionne, d'ailleurs ! L'avant-bras est court relativement au bras : la comparaison huméro-radiale est à la défaveur du radius (indice brachial faible). La forme, les proportions et la robustesse du radius et de l'ulna sont moyennes. Bébé a les genoux un peu bas : les proportions du membre inférieur (indice crural) sont à l'avantage du fémur. La comparaison entre le fémur et l'humérus par plusieurs indices est à l'avantage de l'humérus. Ses membres supérieurs sont donc plus puissants par la taille et par la robustesse. En fait, ils sont moyens, et c'est le fémur qui est peu robuste. La fragilité de sa diaphyse est cependant atténuée par un pilastre fort qui la renforce sur la face postérieure. Le fémur platymérique de Bébé est une forme spécifique aux Hommes modernes. La tête fémorale est légèrement aplatie comme chez tous les humains actuels. Les os de la main et du pied ont une disposition et une morphologie classiques, sans anomalies radiographiques, mais Buffon [1867] signale qu'il « manquoit auffi dans ce fquelette quelques os des carpes & des doigts que j'ai fait remplacer » sans que nous sachions lesquels.

Bébé est de carrure faible : ses clavicules courtes et son *scapulum* (omoplate) étroit soutiennent des épaules qui semblent d'autant plus étriquées que son bras est long ; en revanche, elles sont robustes comme en témoigne sa clavicule. Son thorax est moyen, un peu court peut-être. Son bassin, dans ses proportions générales, correspond à la moyenne européenne ; la cavité pelvienne, ovale et très aplatie d'avant en arrière (platypellique), semble petite comparée aux hanches formées d'ailes iliaques larges.

La stature de Bébé

La stature de Bébé a été souvent évaluée. Buffon a trouvé 89,3 cm ; Sappey et Quételet, aussi. Paul Topinard, qui a mesuré le squelette dépourvu de disques intervertébraux, propose 92 cm, comme Liégeais, en 1887. Lorsque Léonce Manouvrier [1896] examine Bébé, les disques intervertébraux sont reconstitués et Bébé mesure alors 95 cm. Il semble donc que le squelette ait été en partie démonté puis remonté avec des disques intervertébraux après 1887.

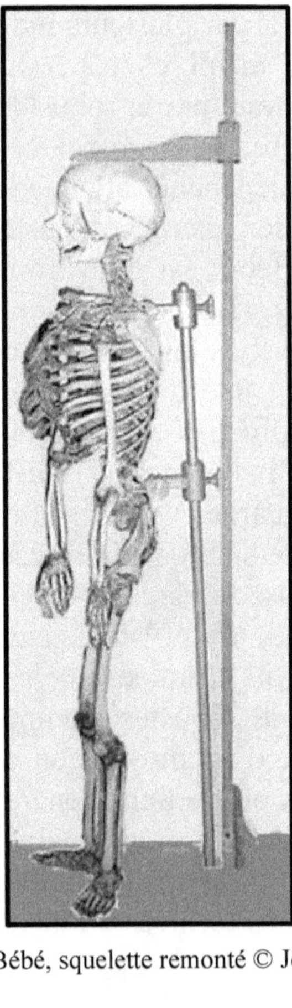

Fig. 67 - Bébé, squelette remonté © Jean Granat

Le squelette de Bébé est toujours bien préservé et reconstitué. Nous avons, nous aussi, mesuré le squelette à l'aide d'une toise (Fig. 67) et trouvé 94,5 cm, comme Manouvrier. Nous avons, de plus, calculé cette stature par des équations [Peyre, Granat 2008a] utilisant les os longs, seuls ou combinés, ou les associant au crâne et aux vertèbres. Nos estimations varient de 68 cm à 98 cm ! Les statures calculées de Bébé varient grandement (30 cm), montrant que ces équations s'appliquent mal aux sujets tels que Bébé, à la maturation perturbée.

Nous avons comparé Bébé à des squelettes d'enfants des collections de notre laboratoire. 94,5 cm est la taille d'un enfant de 3 ans, et la moyenne pour cet âge indiquée sur les tables de Sempé. C'est aussi la taille d'un enfant actuel de 3 ans.

Nous avons aussi mis côte à côte le squelette de Bébé et sa statue grandeur nature à l'âge de 6 ans (fig. 68).

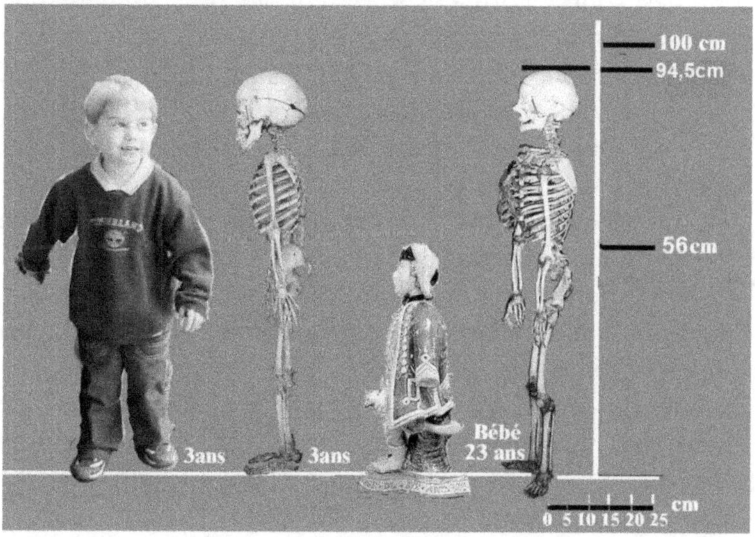

Fig. 68 - Bébé, squelette remonté après sa mort, comparé à sa statue grandeur nature à six ans, au squelette d'un enfant de 3 ans actuel (col.MNHN) et un enfant de 3 ans. © Jean Granat

BÉBÉ, ENTRE « NORME » ET « PATHOLOGIE », DISCUSSION ET CONCLUSION

Bébé était un adulte de très petite taille. À cette époque, au XVIIIe siècle, on disait un nain. Au XIXe siècle, les savants étaient intrigués par le crâne de ces personnages « hors norme » et c'est dans le cadre de la tératologie [Geoffroy Saint-Hilaire 1832] qu'ils ont cherché à expliquer ce qui les différenciait des Hommes normaux : les nains, par leur petite tête, étaient alors considérés comme des « monstres », des imbéciles. Aujourd'hui, la question des nains se reformule dans un contexte philosophique qui interroge les concepts de normal et de pathologique [Canguilhem 1966].

La craniométrie de Bébé que nous avons menée intéresse ce propos : nos résultats sont éloquents quant à la normalité de ce nain. D'une part, si 85% des mensurations de Bébé sont fortement « hors norme » par leur petitesse, certaines sont « normales » et leur analyse suggère que certaines régions anatomophysiologiques ne peuvent être contraintes sous l'effet du facteur taille : elles sont « incompressibles ». D'autre part, cette étude confirme que le corps était harmonieux avec presque tous ses paramètres de forme normaux : il est, par sa forme, un Homme normal. Nous pouvons ainsi présenter Bébé comme un Homme moderne mais en réduction.

En revanche, cette étude révèle certains traits de la face inférieure anormalement petits dont l'interprétation suppose l'existence de pathologies. Nous les expliquons comme des manifestations localisées de sa pathologie spécifique, un nanisme de type très rare d'origine génétique et non pas comme des particularités du nanisme en général.

Enfin, cette étude montre qu'il est possible d'interpréter la morphométrie d'autres Hommes de petite stature, et nous pensons aux fossiles de Florès (Indonésie) car ce sont les plus anciens humains d'une aussi petite taille. Le débat scientifique reste vif : étaient-ils des nains appartenant à *H. sapiens* ou à *H. erectus*, les seules espèces d'Hommes attestées en Asie extrême-orientale durant le Pléistocène final, ou constituaient-ils une nouvelle espèce inconnue, *H. floresiensis,* ou peut-être non humaine ? Ces discussions sur la curieuse humanité de *H. floresiensis* ne sont pas sans évoquer celles des savants du XIXe siècle sur les monstres dans un contexte philosophique où la tératologie incluait les nains. Quelle est la déclinaison du normal et du pathologique chez les petites gens de Florès, aujourd'hui, ou chez les nains, il y a un siècle ? Une telle ambivalence conceptuelle nous a convaincus d'étudier le nain Bébé et le nanisme.

II. ETUDE RADIOLOGIQUE ET PATHOLOGIQUE

Étude cranio-faciale et maxillo-dentaire

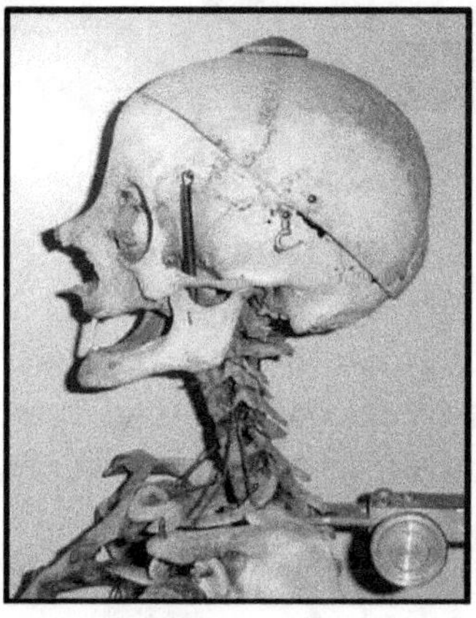

Fig. 69 – Crâne de Bébé (vue de Profil) © Cliché Jean Granat

Notre étude a été menée le crâne orienté selon le plan de Francfort, utilisé en anthropologie. La boîte crânienne, parfaitement conservée, est traversée verticalement, en son milieu, de bas en haut par la tige métallique de la reconstitution en position érigée, et est maintenue vissée par un écrou (fig. 69). Ainsi, il est possible de retirer le crâne dans son ensemble avec la mandibule fixée latéralement par 2 ressorts. Cet ensemble est de petites dimensions, comparé à celui d'un adulte normal. Ce crâne a été scié transversalement. Ce qui permet de retirer la calotte crânienne. Ceci a été réalisé lors de la dissection de Bébé par Nicolas Saucerotte ; "*Nous nous aperçûmes, à l'ouverture du crâne*".

Vue de profil (*norma lateralis*)

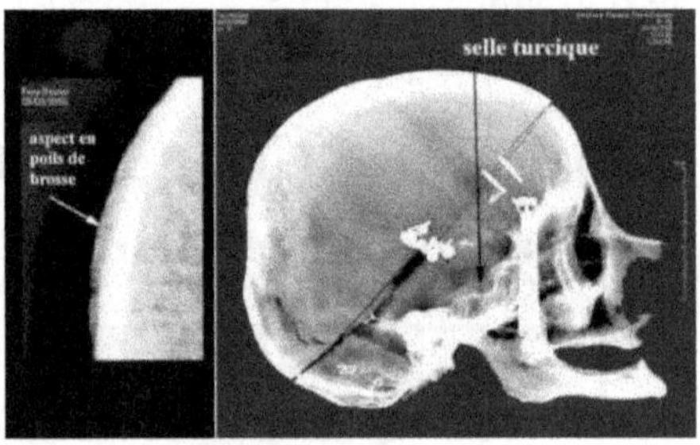

© Cliché Jean Granat

L'arrière-crâne est arrondi. Le front est vertical. Les apophyses zygomatiques (os de la pommette) sont horizontales. L'angulation de la pommette est nette. Le nez présente des os très saillants et une racine fortement déprimée. Le professeur Alfred Fournier, chef de service à l'hôpital Saint-Louis, l'avait souligné.

En ce qui concerne la mandibule, le *ramus (*branche montante) est normalement incliné de bas en haut et d'avant en arrière. Le corps est peu haut, toute la région alvéolaire, là où s'implantent les dents, est de très faible hauteur et ne porte aucune dent, comme au maxillaire.

Au maxillaire, l'os alvéolaire s'étend en hauteur de la région où étaient les collets des dents jusqu'au plancher du sinus maxillaire.

Comme le montre la radiographie, au maxillaire, également, la diminution de hauteur du rebord alvéolaire, où étaient implantées les dents, est forte. En physiologie osseuse, il est admis qu'une telle perte de hauteur s'observe 20 ans après la chute des dents. Ici, ce n'est pas le cas, vu l'âge de Bébé à sa mort.

Dans la région antérieure, cette diminution de hauteur du rebord alvéolaire accuse la saillie du menton.

La mandibule de Bébé est, comme l'ensemble craniofacial, de très petites dimensions, mais elle ne se distingue pas de la population normale.

Vue de face (*norma facialis*)

La face et le crâne ne montrent aucune particularité. La hauteur de la face inférieure est bien plus faible que celle de la face moyenne, ce qui donne une face, dans son ensemble, basse et large. Les orbites sont moyennes, voire hautes.

Vue supérieure (*norma superior*)

Le crâne est de forme ovoïde, plus large en arrière. Le crâne est très, très large. De chaque côté du crâne, il existe, sur presque toute la moitié postéro-supérieure des os pariétaux, une zone en relief criblée de petits orifices. Ce sont des "hyperostoses porotiques », très visibles aussi en vue postérieure (fig. 70).

Pour le Docteur Pierre Thillaud, spécialiste en paléopathologie (maladies des Hommes anciens), ce type "d'hyperostoses "se rencontre dans les anémies, forte baisse des globules rouges donc de l'hémoglobine. Il est consécutif au développement excessif du diploé (os spongieux entre la table interne et la table externe des os plats du crâne). Le diploé contient la moelle, dans laquelle se forment les globules rouges du sang.

Ce fort développement permet la formation de globules rouges (hématies) supplémentaires.

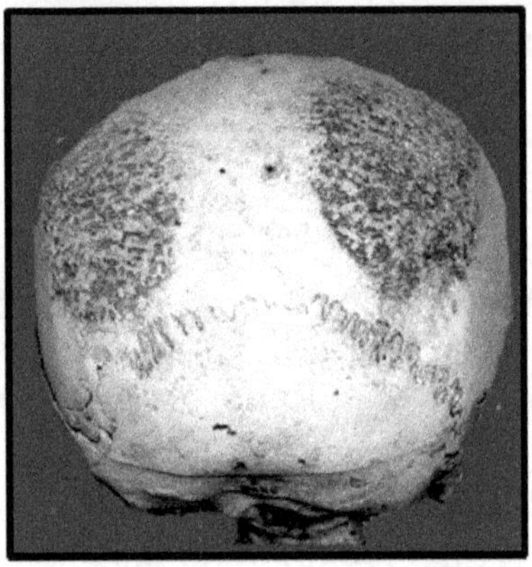

Fig. 70 – Vue postérieure © Cliché Jean Granat

En radiographie tangentielle de la voûte crânienne, cet accroissement volumique donne un aspect particulier, dit en "*poils de brosse* ». C'est ce que montre la radiographie du crâne de Bébé. Les vertèbres et le sternum jouent aussi un rôle important dans l'hématopoïèse (production d'hématies). Leur fort développement chez Bébé (hauteur et épaisseur) témoigne aussi d'une lutte contre l'**anémie.**

Vue postérieure (*norma posterior*)

Rien à signaler d'anormal, sauf les hyperostoses porotiques.

Vue inférieure (*norma basilaris*)

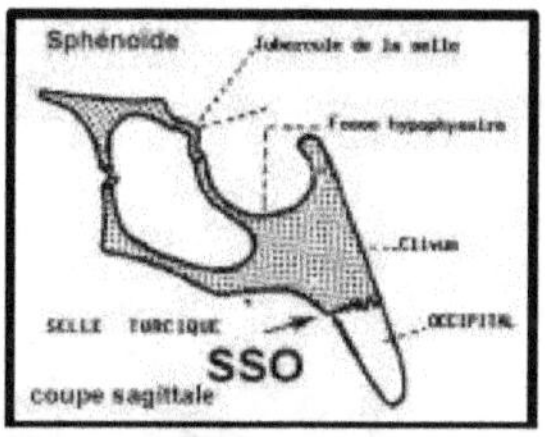

Le trou occipital (*foramen magnum)* est fortement dirigé vers le bas et en avant. Les conduits auditifs externes sont endommagés.

Chez Bébé, le clivus sphénoïdal et le basi-occipital montrent une synchondrose (soudure) sphénooccipitale (**SSO**), **totalement réalisée,** ce qui se réalise vers 17 ans et caractérise les adultes (fig. 71).

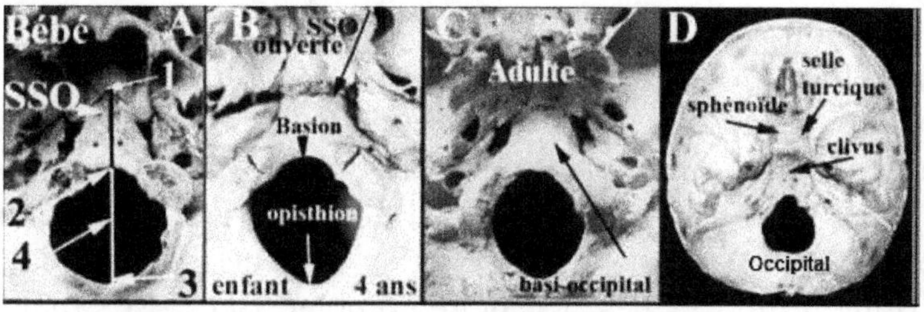

Fig. 71 - Vue inférieure des crânes. A-de Bébé 4 "angle Granat/Peyre". 1 point PSVP,
2 basion, 3 opisthion B- d'un enfant de 4 ans. C- d'un adulte.
La synchondrose sphénooccipitale est ouverte en B et fermée en A et C ; D. vue endocrânienne. (©Documents Jean Granat).

Articulation sphéno-occipitale

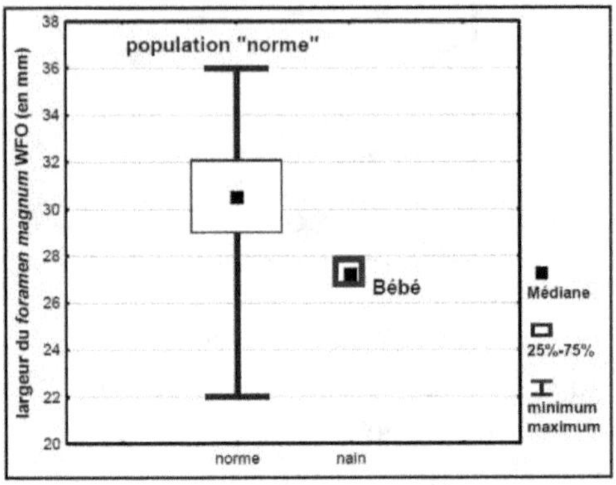

Tableau Evelyne Peyre

Il est étonnant de constater que Bébé présente certaines parties du crâne dont les dimensions entrent dans la variabilité d'une population adulte "norme ". Cette « normalité » de Bébé est robuste puisque l'étude biométrique la révèle quelle que soit la comparaison effectuée avec la population totale.

Le *foramen magnum* de Bébé est de dimensions classiques, tant en longueur qu'en largeur. Le graphique "Boîte à moustaches" explicite combien Bébé est situé au sein de la « norme », étant même assez proche de la médiane de la population de référence pour cette variable.

Comme ce foramen fait communiquer la cavité crânienne et le canal rachidien, celui de Bébé ouvrait donc un passage au système nerveux de taille normale, et **il est raisonnable de penser que le bulbe rachidien et la moelle épinière de Bébé étaient d'un diamètre normal puisque ces deux éléments s'unissent à ce niveau.** On peut donc supposer fortement que le tronc cérébral, faisceau de nerfs rachidiens moteurs et sensitifs, était classique. Compte tenu de la petitesse du crâne de Bébé, nous avons comparé les indices du *foramen magnum* chez un enfant de

4-5ans, dont le crâne représente 80% de celui d'un adulte, à la population norme ; ils entrent déjà dans la variabilité de la population de référence. Il en était probablement de même pour le cervelet qui se loge dans la zone endocrânienne sous-inienne, car les dimensions externes de cette zone présentent, dans le plan sagittal médian, un développement normal de longueur et de courbure. On sait que le cervelet est un centre nerveux régulateur de la fonction motrice, au sens large, c'est-à-dire mouvement, posture et équilibre. De plus, de nombreuses archives nous convainquent que Bébé ne souffrait pas d'une hypoplasie cérébelleuse. Citons le texte de cette époque qui confirme l'agilité maîtrisée de Bébé, lorsque qu'il est arrivé au château de Lunéville en 1746 à l'âge de cinq ans, texte [Geoffroy 1746] que nous considérons comme le plus fiable : "cet enfant est d'une vivacité extraordinaire, il ne reste pas un moment en repos. Il ne craint rien. Il ne se laisse point détourner de son objet".

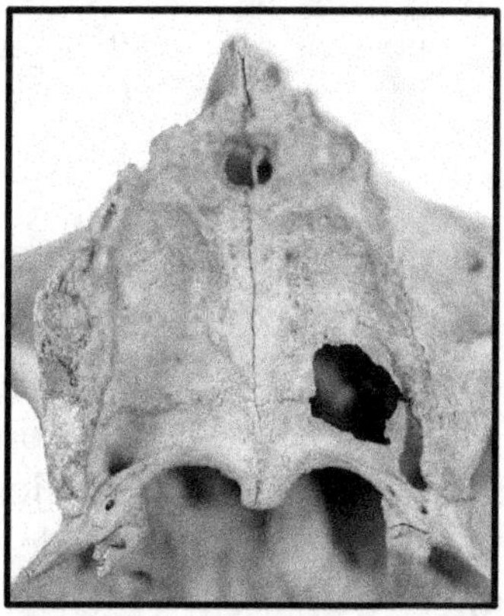

Fig. 72 - Vue occlusale du maxillaire Cliché Jean Granat

Sur les maxillaires, il n'y a aucune dent présente, le *torus palatinus* (soudure des lames palatines des maxillaires développée en bourrelet) s'étend sur toute la longueur du palais et le partage en deux dépressions de profondeur normale (fig. 72).

Angles de la base du crâne

La base du crâne est en grande partie formée par l'os sphénoïde et la partie basilaire de l'os occipital.

Pour cette étude, nous avons un défini un nouvel angle, "l'angle Granat/Peyre". Cet angle (Fig) passe par le basion (Ba), l'opisthion (Op) et intérieurement, nous avons choisi l'orifice postérieur du canal sphéno-vomérien facilement repérable et que nous proposons de nommer "point sphéno-vomérien postérieur". (PSVP).

Chez Bébé, cet angle est très plat 175°, chez l'adulte, il est normalement beaucoup plus fermé (130° à 140°) et chez des enfants de 4 à 5 ans il a les mêmes valeurs que chez Bébé (174° à 176°).

Le stade de la croissance basicranienne de Bébé correspond à celui d'un jeune enfant, mais la maturation est celle d'un adulte avec une SSO totalement réalisée.

Examen de l'endocrâne capacité crânienne

Aucune anomalie particulière de la base du crâne n'a été remarquée notamment au niveau du sphénoïde et de la selle turcique. Hastings Gilford l'avait souligné en 1911.

Nous avons évalué la capacité crânienne de Bébé par une mesure directe selon la méthode de cubage avec des graines de millet [Charles 1964], le risque de contamination des os par contact nous interdisant l'usage du plomb préconisé par Broca (1875). La valeur que nous avons observée, **610cm^3**, est semblable à celle fournie par l'immersion dans l'eau du moulage de l'endocrâne, **620 cm^3** (Dominique Grimaud-Hervé).

Nous en proposons une explication partielle liée à la méthodologie des techniques de mesure qui, dans certains cas, et notamment celui de Bébé, conduisent à des résultats incorrects. Le cubage direct évalue le volume de l'endocrâne alors que les équations sont fondées sur des mesures de l'exocrâne et ne tiennent pas compte des variations importantes de l'épaisseur de la paroi du crâne. Or, Bébé souffre d'une anémie [Granat & Peyre 2007b] qui a provoqué le développement de certains organes hématopoïétiques dont le diploë du pariétal. La paroi crânienne en est grandement épaissie et bombe vers l'intérieur, ce qui réduit ainsi le volume endocrânien. Du vivant de Bébé, cette pathologie a probablement créé une pression, à ce niveau, sur l'encéphale, car, à l'autopsie, le chirurgien [Saucerotte1801] note dans ses *Mélanges de Chirurgie* que "les deux pariétaux avaient au moins six lignes d'épaisseur, vers le centre, à cause d'une tumeur rouge, spongieuse et de nature diploïque, qui bombait vers le cerveau" soit une épaisseur de 14mm que nous avons évalué à un volume d'environ 25cm^3, ce qui est très important. Bien que le cubage du crâne nous semble la technique la plus appropriée, il se peut que le volume encéphalique de Bébé ait été un petit peu supérieur à la valeur observée et nous proposons une valeur d'environ 640cm^3 pour le volume du cerveau de Bébé. D'autant plus que le crâne ayant été sectionné horizontalement, son volume a été très légèrement modifié.

Nous remarquons que cette valeur est semblable à celle (638cm^3) fournie par Manouvrier [1896] à partir de l'équation construite par cet auteur, aujourd'hui abandonnée [Olivier 1960], équation que Manouvrier avait spécialement modifiée en fonction du poids encéphalique de Bébé à sa naissance.

Bébé possède, et c'est une évidence, un petit crâne caractérisé par de très petites dimensions.

DENTS

Plus aucune dent n'est en place, mais des alvéoles non totalement comblés témoignent de la présence de dents au moment de la mort ou juste *ante-mortem.* Ces alvéoles correspondent à des dents permanentes. Au niveau des autres dents, il n'y a aucune trace d'alvéole. Il y aurait eu l'absence des quatre incisives maxillaires et mandibulaires (fig. 73).

Aux maxillaires, sept dents étaient présentes au moment de la mort. À droite demeurent les alvéoles de la canine et de la première prémolaire et à gauche ceux de la première et de la seconde molaires. Ceux de la canine et des deux prémolaires sont moins profonds.

À la mandibule, seuls les emplacements de la canine droite et de la seconde molaire gauche se remarquent. Aucune des quatre dents de sagesse n'est visible ni à l'examen, ni radiologiquement. Il est possible de supposer que Bébé présentait une agénésie (absence du germe) des troisièmes molaires.

Nous pouvons donc considérer que Bébé avait 9 dents au moment de sa mort.

Il en aurait perdu 19 de son vivant, ce qui est énorme pour un si jeune individu, dont les dents permanentes apparaissent à partir de 6 ans et les secondes molaires à 12 ans. Rappelons que la denture temporaire (dents de lait) comporte 20 dents et la permanente 32 dents avec les 4 dents de sagesse (3es molaires).

À l'examen, les alvéoles sont très peu profonds et en forme de cupules, ce que montre la radiographie sur laquelle la résorption alvéolaire est très forte et confirme l'absence de dents incluses. Que ce soit au niveau **des molaires, des prémolaires et des** canines, les alvéoles ont tous à peu près la même profondeur et une région apicale large et arrondie. Plusieurs hypothèses peuvent être émises étant donné l'âge de Bébé :

* Soit il n'a eu que ces 9 dents et présentait des agénésies multiples, ce qui se rencontre au cours de certaines pathologies. Il est possible d'admettre que ses dents de lait avaient été présentes. La cicatrisation osseuse pourrait correspondre à des dents lactéales tombées tardivement sans dent de remplacement.

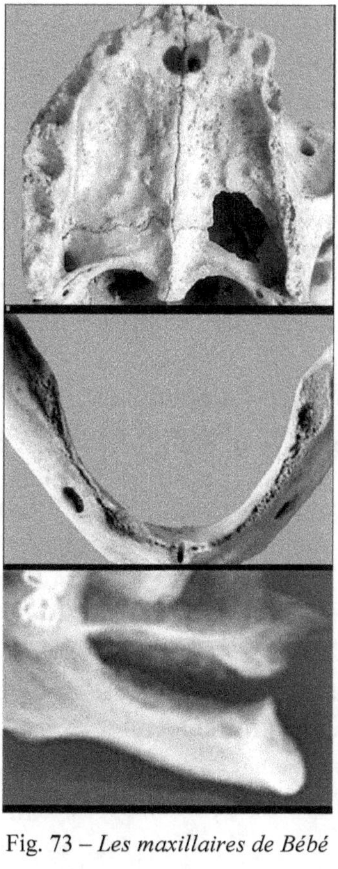

Fig. 73 – *Les maxillaires de Bébé*

* Soit les 19 dents absentes avaient été atteintes de parodontite ou de gingivite expulsive, appelée dans ce temps « *Maladie de Fauchard,* "et la mobilité dentaire consécutive a provoqué la perte de ces dents, les alvéoles

restants témoigneraient de cette maladie. Les dents aux racines dénudées et mobiles, par perte des moyens de soutien, auraient été perdues lors du nettoyage des os. Ceci expliquerait l'affaissement du rempart alvéolaire donnant un aspect de "*vieillard »*. Manouvrier avait relevé que "*les arcades alvéolaires ont subi une résorption complète quasi sénile »*.

* Soit, enfin, les dents permanentes avaient des racines très courtes, comme cela se rencontre dans certaines maladies rares entraînant un nanisme comme le "*Nanisme primordial – microdontie –dents opalescentes et sans racine »*. Nous avons essayé de savoir si Bébé avait pu avoir des dents normales en taille. Nous avons donc mesuré, sur l'arcade, les crêtes alvéolaires pour les groupes prémolaires et molaires de la partie distale des alvéoles des canines à la partie distale de ceux des secondes molaires.

Au maxillaire la longueur est de 32 mm et à la mandibule de 29 mm. Pour confectionner des prothèses dentaires, les dents sont vendues par plaquettes comportant soit les groupes prémolaires et molaires maxillaires de droite et de gauche, soit les groupes mandibulaires. D'autres plaquettes contiennent les groupes incisivo-canins. Ces dents en résine, sans racines, ont des dimensions très différentes, comme les teintes d'ailleurs, tellement la variabilité actuelle est grande.

Il est possible de confectionner des prothèses dentaires de remplacement, pour Bébé (fig. 74).

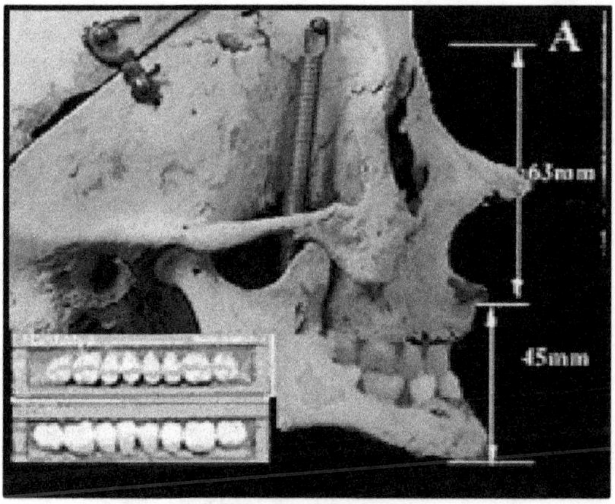

Figure 74 – Face de Bébé (profil)

Face, visage

Le visage de Bébé est très petit mais bien proportionné dans ses parties supérieure et moyenne ; il est d'ailleurs décrit comme "bien fait". Pourtant, son nez avait été remarqué comme étant de grande taille. Or, la hauteur de son nez et celle de ses orbites entrent dans la variabilité de la population de référence. Cette perception erronée de l'organe olfactif résulte ainsi d'une appréciation surestimée de ce nez normal qui contraste avec une face inférieure basse. Les orbites sont normalement hautes. Nous avions remarqué, lors de l'étude du larynx [Granat & Peyre 2006], que les Hommes fossiles, grands ou petits, ont une face bien proportionnée. En dehors de *Homo habilis*, ils présentent une variation de la hauteur faciale totale semblable à celle des Hommes modernes car, dès l'origine du genre *Homo,* les orbites ont presque la même taille, et de même pour l'ouverture nasale et l'orifice buccal. Il n'est donc pas étonnant que Bébé ait également de telles caractéristiques morphologiques.

Squelette post-crânien

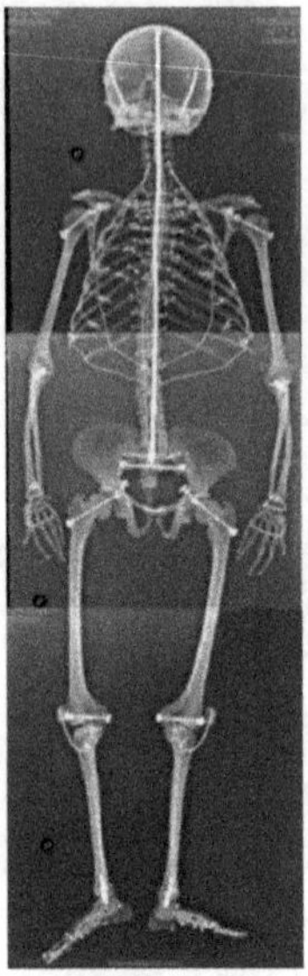

Fig. 75 – Radiographie de face de Bébé © CIMI.

Le squelette post -crânien ne montre pas de signes de pathologies majeures. La colonne vertébrale montre un rachis cervical en forte lordose (courbure du rachis cervical). De même, en vue faciale, elle est reconstituée avec les deux courbures en forme de S décrites par Buffon. Les ailes iliaques sont très minces, parcheminées. Les rotules sont normales. Les radiographies de tout le corps, que nous avons fait réaliser, ne montrent aucun signe de maladies osseuses constitutionnelles. Les cartilages de conjugaison ossifiés confirment un stade adulte. Toute l'armature métallique de renfort réalisée par Buffon est remarquable. Ce squelette dans son ensemble est décrit par 127 données supplémentaires qui nous permettent de décrire la taille du tronc, du rachis, des membres et des ceintures, d'apprécier la forme de ses os et les proportions corporelles et de discuter l'évaluation de la stature (fig. 75).

L'allure générale du corps de Bébé

Bébé se distingue par une disproportion entre ses membres ; l'indice intermembral signe des membres supérieurs longs par rapport aux inférieurs. Au membre supérieur, l'humérus est eurybrachique (diaphyse plutôt ronde, non aplatie) morphologie fréquente chez les jeunes adultes. Le jeune âge de Bébé, 23 ans, et ses membres supérieurs plutôt longs expliquent également une faible robustesse de son bras, avec un humérus peu marqué par des insertions musculaires. L'avant-bras de Bébé est court relativement à son bras. Le radius, de forme et de proportions normales, est d'une robustesse moyenne avec une diaphyse plutôt aplatie. Les os de la main ont une disposition et une morphologie modernes, sans anomalies à l'examen radiographique.

Buffon signale (sic) qu'il « *manquoit auffi dans ce fquelette quelques os des carpes & des doigts que j'ai fait remplacer* » sans que nous sachions lesquels. De même, les os des pieds ont une morphologie actuelle, mais les phalanges 2 et 3 du rayon V, du petit orteil, sont absentes à gauche. Bébé avait les genoux un peu bas. En fait, si les membres supérieurs de Bébé sont de robustesse normale, il n'en est pas de même pour les membres inférieurs. Le fémur est d'une robustesse générale faible et même très faible lorsqu'on tient compte du périmètre de sa diaphyse. La fragilité de cette dernière est atténuée par un pilastre fort qui la renforce sur la face postérieure. Le fémur de Bébé est platymérique, caractère spécifique des Hommes modernes qui traduit un aplatissement antéro-postérieur de l'extrémité proximale sous-trochantérienne de la diaphyse. La tête fémorale est légèrement aplatie dans le sens antéro-postérieur, comme chez tous les humains. Pourtant, contrairement au fémur, le tibia ne montre pas d'aplatissement transversal de sa partie proximale.

Bébé est de carrure faible comme le traduit l'indice claviculo-huméral ; ses clavicules, courtes, construisent des épaules qui semblent d'autant plus étroites que Bébé possède de longs bras. En revanche, cette clavicule, par ses dimensions transversales et longitudinales, est robuste et présente une extrémité externe moyenne. Le thorax de Bébé est moyen, un peu court. Son *scapulum* (omoplate) est très étroit.

Le bassin de Bébé, dans ses proportions générales de hauteur/largeur, correspond à la moyenne européenne. Son détroit supérieur, platypellique, est de forme ovale très aplatie d'avant en arrière et non ronde. Sa cavité pelvienne semble petite comparée aux hanches (indice ilio-pelvien assez faible), alors même que l'os coxal présente une aile iliaque large relativement à sa hauteur.

Paléopathologie

De nombreux signes relevés sur Bébé s'inscrivent dans une étude paléopathologique.

* Bébé était atteint d'anémie comme en témoignent les hyperostoses pariétales.

* Les nains harmonieux, pour la plupart d'origine hypophysaire, montrent l'égalité des 2 étages moyen et inférieur de la face. Bébé a une forte hypoplasie alvéolaire et une hauteur faciale inférieure très basse.

* Plus aucune dent n'est présente. Les alvéoles restants sont tous très peu profonds.

* Il était de taille et de poids à la naissance nettement au-dessous de la normalité.

* Il semble, d'après les récits, avoir eu une puberté très forte, à un âge quasi normal et accompagnée d'un pic de croissance.

* D'après les récits, il a été atteint de vieillissement précoce, juxta-pubertaire et il est mort jeune à 23 ans.

Carie dentaire

D. Porak mentionne : "on trouve quelques alvéoles au maxillaire supérieur, mais les dents qu'elles logeaient devaient être cariées ». En l'absence de dents, trop peu d'éléments nous autorisent à envisager cette possibilité.

Hygiène générale et dentaire

Au début du XVIIIème siècle, la propreté et l'hygiène ne font pas partie des préoccupations de la population des villes et des campagnes. Les bains, autrefois largement utilisés, ne se pratiquent plus. On ne fait sa toilette que pour des occasions exceptionnelles. L'emploi du savon et de l'eau est jugé dangereux. Contre les odeurs, on utilise les parfums. Personne ne respecte les règles de salubrité.

Louis XV, qui possédait une salle de bain avec deux baignoires – l'une pour se savonner, l'autre pour se rincer - prenait encore son bain en public. Mais les particuliers se dotent peu à peu du même confort dans un espace privé donnant sur leur chambre.

Les philosophes et médecins se penchent sur les questions de l'hygiène individuelle et collective. L'hygiène concerne aussi la "propreté du dessous", puis la propreté de la peau qui se fait entièrement par le lavage. La réapparition des établissements de bain et la multiplication d'espaces spécialisés (cabinets de bain, bidet, latrines collectives plus simplement dans les châteaux ou abbayes mais aussi dans les maisons modestes) sont liées avec le développement de la notion d'intimité. Les grandes villes se dotent d'égouts souterrains.

On cherche à calmer les douleurs dentaires lors de l'éruption par des plantes, des élixirs.

Louis XV enfant a souffert de l'éruption de ses dents. À 12 ans, on lui a extrait une "grosse dent". On cherche des remèdes pour avoir les dents plus blanches. La propreté, dit-on, nécessite des soins après les repas.

Vers 1755, Julien Boto, médecin de Louis XV, met au point une eau balsamique et spiritueuse. Son succès est immense, elle existe encore aujourd'hui (Chroniques odontologiques des rois de France et et de la dynastie napoléonienne- Xavier Riaud, 2011).

La première brosse à dents, d'origine chinoise, apparue en France, est celle de Louis XV. Les habitudes hygiéniques changent. À Versailles, les premiers appartements avec baignoire, bidet et équipement sanitaire très perfectionné, apparaissent. Des trousses contenant tous les instruments nécessaires pour la toilette de la bouche sont utilisées (Chroniques odontologiques des rois de France et de la dynastie napoléonienne- Xavier Riaud, 2011).

En arrivant à Lunéville, Stanislas avait 2 dents !

Lorsque des médecins ont examiné Marie avant son mariage avec Louis XV, le certificat de santé, le 22 mai 1725, signale qu'elle avait la dent saine.

Voltaire avait de très mauvaises dents.

Quant à Bébé, son absence de dents ne nous permet pas de voir leur état.

Pathologies diverses

D'après D. Porak, Alfred Fournier (1891), premier professeur des maladies cutanées et syphilitiques à l'hôpital Saint-Louis (Paris), en examinant Bébé, a estimé que les pariétaux étaient atteints de périostoses gommeuses du jeune âge et que Bébé présentait de nombreux signes de *syphilis héréditaire*. Manouvrier parle d'ostéo-périostite pour les lésions pariétales.

Scorbut, maladie scorbutique

Nous avons pensé au scorbut car, au niveau des condyles des épiphyses des os longs et des condyles crâniens, on note des signes de déminéralisation importante. Pour le docteur Pierre Thillaud, il n'y a ni ostéoporose, ni signes radiologiques caractéristiques du scorbut, ces détériorations seraient plutôt consécutives au nettoyage et à la longue macération des os.

Scorbut des gencives

Cette maladie, fréquente au XVIIIe siècle, peut être la cause de la perte des dents à tout âge, provoquée par ce que Pierre Fauchard avait appelé "*le scorbut des gencives* ", ou encore "*maladie de Fauchard* », aujourd'hui *parodontopathies.* Cette maladie détruit l'os alvéolaire (parodontolyse) et la mobilité dentaire apparaît entraînant la chute des dents. Il est possible que Bébé ait eu une parodontite juvénile, favorisée par cette alimentation "*grossière"* qu'il avait reçue les cinq premières années de sa vie. Sa petite taille, son faible poids et son anémie devaient affaiblir ses moyens de défenses. De plus, l'hygiène bucco-dentaire, en ces temps-là, était nulle. Plus tard, les rois, les princes ont eu des nécessaires d'entretien de leurs dents, mais certainement pas Bébé.

Si Bébé avait été atteint de cette maladie parodontale, il aurait pu profiter de la présence à la cour de Louis

Lécluze, dentiste de renommée en ce XVIIIe siècle, et bénéficier de ses soins. C'était un spécialiste de cette maladie pour laquelle il avait mis au point un élixir antiscorbutique. Nicolas-Sébastien Roch, dit Chamfort, raconte : "*L'Écluse, celui qui a été à la tête des Variétés amusantes, racontait que, tout jeune et sans fortune, il arriva à Lunéville, où il obtint la place de dentiste du roi Stanislas, précisément le jour où le roi perdit sa dernière dent"*. Stanislas avait 62 ans. S'agissait-il du scorbut des gencives aggravé par le tabac ou la vieillesse, rien ne permet de le savoir. Pierre Baron rappelle que, dans le livre de dentisterie écrit par Lécluze à Lunéville "*Traité utile au public",* Lécluze attire l'attention sur le danger à ne pas prendre soin de ses dents dès l'enfance sous peine de maladies des gencives et de perte des dents. Il en profite pour vanter les bienfaits de son élixir et son droit de le vendre. Nous avons étudié de nombreux écrits sur le scorbut, dont Fauchard, Lecluze, Lind, Bourdet, Panckoucke, nous n'y avons pas trouvé d'évocation d'édentation quasi complète secondaire au scorbut des gencives, au cours de l'adolescence. Pour Bébé, cette maladie des gencives reste une possibilité.

Concours de circonstances.

CHAPITRE IX

Le nanisme de Bébé et les différents types de nanismes

Au XIXème siècle, on considère que les faibles statures se divisent en : Petites tailles entre 1, 35 et 1, 50 m, très petites tailles entre 1, 25 et 1, 35 m et naines inférieures à 1, 25 m.

Broca considérait comme" microcéphale" un crâne d'une capacité inférieure à 1150 cm3.

Keith avait fixé la frontière de l'hominisation à 750 cm3.

Le Gros Clark, en 1955, dans sa définition du genre *Homo,* l'a imposée à 900 cm3,

Leakey, Tobias et Napier, en 1964, l'ont descendue à 600 cm3, à la suite de nouvelles découvertes et, depuis, ceci a été de moins en moins utilisé.

Nature (28 /10/04) publie la découverte dans l'île de Flores de 2 nouveaux hominidés du genre Homo datés de 50 ka. Une nouvelle espèce est créée : *Homo floresiensis* âgée de 30 ans. Le crâne est bien de type Homo, la taille, de 1m ou 1, 20 m, est beaucoup plus faible que celle des autres hominidés de la même époque (1, 60 m en moyenne). Bien proportionné, harmonieux, sa capacité crânienne : 380 cm3, 417 cm3 ou 530 cm3, la taille d'un pamplemousse est comparée à celle de l'australopithèque et du chimpanzé.

Qui est cet Homo floresiensis ?

L'idée première a été celle d'un Homme moderne échoué sur cette île.

* soit il était déjà de petite taille (Pygmée adulte)
* soit il était atteint de microcéphalie
* soit il se serait transformé en" nain insulaire"

Les dimensions des dents de Flores entrent dans la variabilité moderne, montrant l'absence de corrélation entre la taille des dents, la stature, et les dimensions du crâne.

Les différents nanismes

Actuellement, on connaît plus de cent causes au nanisme, mais nous n'en citerons que quelques-unes.

La petite taille constitutionnelle

En Afrique, et en Asie, il y a des hommes de 1, 80 m ou plus et d'autres de 1, 40 m en moyenne, les "**Pygmées**" (S Bahuchet 1986) et les "**Négritos**". Leur capacité crânienne (1140 cm3 / 1300 cm3) se situe dans la variabilité actuelle, leur taille est moyenne : 1, 47 m. ; **les Négrilles** ont une taille moyenne : 1, 45 m.

Toutes ces populations ont leurs cultures, leurs langues. Ce ne sont pas des êtres primitifs. Leur origine lointaine est inconnue.

L'achondroplasie

Elle est la cause la plus fréquente du nanisme. Les enfants atteints sont dysharmonieux par opposition au nanisme "harmonieux" portant sur l'ensemble du squelette. La tête est de taille normale. L'intelligence des enfants achondroplasiques est la même que celle des enfants de taille classique.

Ce nanisme thyroïdien est dû à un dysfonctionnement de l'hormone thyroïdienne. La croissance des os longs se fait mal, les membres restent courts et le nanisme est dysharmonieux, le tronc a des dimensions normales.

Nanisme hypophysaire "harmonieux"

Le nanisme hypophysaire est dû à un déficit en hormone de croissance produite par l'hypophyse. Les enfants naissent normaux puis arrêtent de grandir. Selon l'âge où apparaît ce trouble, la taille est plus ou moins grande et le crâne plus ou moins développé. A 4 ans, le crâne atteint déjà 80 % de sa taille adulte. Le nain est de conformation harmonique mais avec un crâne plus ou moins volumineux. Il était admis au musée de l'Homme que Bébé était un nain hypophysaire car harmonieux.

Ces nains sont de petite taille, atteignant au maximum 1m à 1,30 m sans déformation, avec un aspect "harmonieux".

Le nom hypophyse date de 1818. Le nanisme hypophysaire se caractérise par un retard statural et un retard de l'âge osseux associés à des anomalies morphologiques. La présentation clinique varie en fonction des lignées hormonales concernées ainsi que de la précocité et de l'intensité de l'atteinte. En l'absence de traitement, les principaux symptômes sont le retard de croissance aboutissant à un nanisme, un retard psychomoteur ou des anomalies de la puberté (en cas de déficit en gonadotrophines). Le nanisme hypophysaire est très souvent accompagné d'une anémie modérée. La stature est au maximum de 1 m à 1, 30 m avec un aspect "harmonieux".

Chez l'homme, la voix est faible, à tonalité aiguë. Pour la voix de Bébé, nous n'avons que le témoignage de

Geoffroy qui dit qu'à 5 ans, à son arrivée à Lunéville : "Il n'a proprement que la voix d'un enfant d'un an, les organes de la voix étant proportionnels au reste de son corps. En arrivant ici, il n'avait que le son de voix d'un enfant qui naît, la voix s'est fortifiée depuis un mois". Le déficit en gonadostimulines est précoce et constant. Chez Bébé, les gonadostimulines ne semblent pas en cause puisque sa puberté s'est produite à un âge normal. "L'âge viril, en se déclarant, troubla cette harmonie".

D'après les spécialistes avec lesquels nous recherchons des solutions, le nanisme de Bébé n'est pas un nanisme hypophysaire classique. Nous avons regroupé les différences relevées entre le nanisme de Bébé et le nanisme hypophysaire.

Les insuffisances antéhypophysaires sont :

* très souvent d'origine génétique et caractérisées par des déficits hormonaux des lignées antéhypophysaires. L'hypophyse, de petite taille, se situe dans la "selle turcique" du sphénoïde. Des anomalies de l'hypophyse peuvent aussi être présentes (hypoplasie ou hyperplasie).

* dues aussi à des maladies ou à des tumeurs de l'hypophyse.

Il n'est pas mentionné d'atteinte de la selle turcique.

Ces nains sont viables, surtout actuellement.

C'est le cas de Nicolas Ferry, "Bébé".

Autres nains célèbres harmonieux après 1750

- **Charles Stratton, "Général Tom Pouce"** (1838-1883), il mesurait 1. 02 m. Présenté chez Barnum.
- **William Jackson, "Major Bout'Chou",** 23 cm à sa naissance (1864), 69 cm à sa mort (1900).
- **Nain Gulia,** nain italien harmonieux.
- **Nicolas Ferry.**

Comme nous l'avons vu, Bébé n'était pas un bouffon mais un membre de la maison à part entière. Il a vécu à Lunéville, comme un grand personnage très illustre.

Les géants et les nains ont toujours intrigué les scientifiques. Anormaux, ils étaient considérés comme des monstres, des phénomènes. Au XIXe siècle, Isidore Geoffroy Saint-Hilaire s'y intéresse et développe la "**tératologie**". Il était acquis que les nains aux crânes petits ne pouvaient être que très peu intelligents, voire atteints d'idiotisme.

Le nanisme a beaucoup été étudié au cours du XIXe siècle. Comment expliquer l'existence de nains à conformation harmonique (tableau III), et de nains présentant des malformations, de nains à intelligence normale, médiocre, voire atteints d'idiotisme, de crétinisme ? La taille du crâne et le développement du cerveau étaient au centre des débats. Bébé, nain très célèbre, était toujours cité, mais il était mort, et seul son squelette, celui que nous étudions, a été examiné. En revanche, il était comparé à des nains vivants dont on connaissait le comportement intellectuel et dont les chercheurs n'avaient pas le squelette. Ceci explique les visites répétées que son squelette reçut au Muséum, au cours de ce siècle. Il ne pouvait pas avoir été intelligent, son crâne étant trop petit. Mais que savait-on de son intelligence et de son comportement ? Nous avons essayé de le montrer. On retrouve fréquemment : "Quand sa mère est venue le voir 15 jours après son arrivée ici, il semblait ne pas la connaître" ; il était idiot. L'autre partie de la phrase est souvent oubliée : "Un peu avant son départ il la caressa longuement". Un enfant abandonné par sa mère dans un milieu inconnu, être fragile, une curiosité, en voulait certainement à sa mère, au point de ne pas lui sauter au cou. Il a dû vouloir lui montrer sa désapprobation. Soixante-douze ans plus tard, Guerrier donne une tout autre version.

Variables	Nanisme de Bébé	Nanisme hypophysaire
Poids à la naissance	très faible	normal 2,8 kg / 3,850 kg
Taille à la naissance	extrêmement petite	normale 47/52 cm
Activité sexuelle	Normale	Atteinte micropénis scrotum hypoplasique testicule atrophié/absent/petit
Vieillissement prématuré	Oui	Non
Longévité	jeune adulte	Normale
Hauteur alvéolo-dentaire	Diminuée	Normale
Étages de la face	étage inférieur diminué	égalité des deux étages
Selle turcique	Normale	normale ou petite
Anémie	Oui	très fréquente
Nez	racine du nez déprimée, os du nez longs et saillants	racine du nez déprimée
Palais	quasi normal avec un fort raphé médian	palais ogival/étroit

Tableau III - Différences entre le nanisme de Bébé et le nanisme hypophysaire.

Après son arrivée à Lunéville, Bébé était triste et réclamait sa mère en permanence. Il tomba gravement malade, Stanislas envoya chercher sa mère. En la voyant avec son frère Louis, Bébé guérit. L'autre passage, "Il paraît avoir de la mémoire, mais pas autant qu'un enfant ordinaire peut en avoir à l'âge de 5 ans", laisse subsister un doute.

Comme nous l'avons dit, Tressan était une sommité. Il est arrivé à la cour de Lunéville en 1750 lorsque Bébé avait 9 ans. Son mémoire a été envoyé à l'Académie en 1760 lorsque Bébé avait 19 ans. C'est par lui que la renommée de Bébé a été faite, et il est extrêmement dur et défavorable.

Isidore Geoffroy Saint-Hilaire distingue les nains véritables des nains rachitiques. Armand de Quatrefages compare Bébé à un nain vivant, le prince Balthazar. Pour lui, Bébé était un véritable microcéphale.

Les dimensions réduites et la forme du crâne, coïncidant avec le développement relativement exagéré du squelette nasal, en sont les traits constants. Il divise les nains en 2 groupes. Ceux aux dimensions réduites mais à tête et cerveau développés, proportionnés au corps, forment les nains vrais aux facultés intellectuelles intactes. Ceux dont le cerveau et le crâne ont subi une réduction exagérée et dont l'intelligence est faible ou abolie forment le groupe des microcéphales, dans lequel il range Bébé.

Helmut Seckel a écrit à propos de Bébé : "De Quatrefage still called Bébé a veritable microcephalic as he had reduced cranial dimensions and a exagerated nasal squeleton, a disproportion considered by the author a constant trait of the microcephalic idiot". Nous avons ce texte d'Armand de Quatrefagcs. Il n'emploie pas "idiot" pour Bébé. Il discute les travaux d'Isidore Geoffroy et note que ce dernier fait remarquer que, "contrairement à une opinion presque généralement admise, tous les nains ne sont pas idiots".

Léonce Manouvrier classe les nains en 4 classes :

Classe I, intelligence plus ou moins compromise,

Classe II, intelligence normale,

Classe III, imbécillité plus ou moins prononcée et

Classe IV idiotie. Bébé est classé comme III, "sub-microcéphale, ayant eu un accident de la croissance encéphalique entraînant des troubles trophiques généraux".

Pour lui, Bébé avait un volume cérébral insuffisant pour avoir une intelligence normale mais n'était pas suffisamment microcéphale pour être idiot et classé en IV. Il compare Bébé à un nain vivant, Auguste Tuaillon.

Liégeais laisse à penser que Bébé était intelligent d'après la notice du musée Orfila, faisant la description de la statue en cire et qui disait : "Il est debout, bien droit et manifestement bien proportionné. Son crâne n'est ni celui d'un idiot, ni celui d'un crétin, mais paraît suffisamment, convenablement développé et indiquer, ainsi, l'intelligence".

Pour Guerrier et Garnier, Bébé était intelligent.

Emile Magitot, à propos de Bébé, précise : "La microcéphalie vraie est celle des idiots de taille normale ou non, avec crâne fuyant et intelligence nulle ou obscure, sans aucun équilibre, aucune coordination. Les idiots ne profèrent que des mots incohérents, parfois même un son unique et invariable. Nous ne voyons ici rien d'analogue".

Scientifiquement, l'intelligence de Bébé, comme son idiotisme, sont pour nous incontrôlables actuellement, l'incertitude demeure. Trop de récits basés sur la "tradition orale" ont dû subir des déformations et ne sont pas crédibles car sujets à caution.

Chez Bébé, la croissance squelettique s'est arrêtée vers 3 ou 4 ans tandis que la maturation s'est poursuivie. Les symptômes du nanisme de Bébé répondent en partie à certaines autres formes de nanisme. D'après tous les récits sur Bébé, il a pris l'allure d'un vieillard à partir de 15 ou 16 ans, juste après la puberté. Les causes de ce vieillissement comme celles de la perte de très nombreuses dents et le type de nanisme qu'il présentait ne sont toujours **pas élucidés.**

Le nain Joseph Boruwlaski

Nous en avons déjà parlé, tous les historiens s'accordent à vanter son esprit, son instruction, sa bonne grâce, toutes les perfections de sa petite personne. Intellectuellement, la différence était encore plus écrasante avec Bébé.

Physiquement, Boruwlaski rayonnait de jeunesse et de vitalité, toute la cour s'extasia.

Autant la courbe de croissance de Bébé marque des à-coups, autant celle de Joseph est rectiligne (Tableau IV).

Le comte de Tressan l'admira sans limites "Le nain le plus surprenant qui se puisse imaginer, le Polonais savait lire, écrire, compter, parlait trois langues dont la nôtre." Boruwlaski s'est marié et, avec son épouse, ils ont donné naissance à une fille. À Londres, il a employé le titre comte Boruwlaski. Il est mort le 5 septembre 1837 à l'âge de 98 ans.

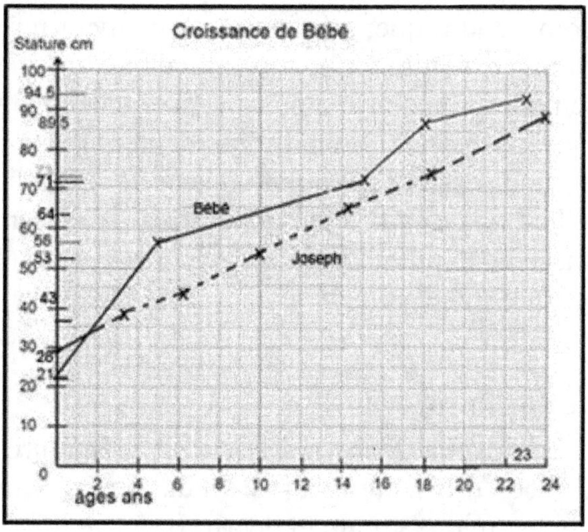

Tableau IV - Courbes de croissance de Bébé (trait plein) et de Joseph (trait hachuré).

Le nanisme à début intra-utérin (RCIU)

Il n'est connu que depuis une cinquantaine d'années mais, au XIXe siècle, les scientifiques avaient remarqué que des enfants naissaient nains tandis que, chez d'autres, le nanisme apparaissait au cours de la jeune enfance. Les enfants sont petits, voire très petits, à la naissance. Ils sont harmonieux avec un crâne relativement petit. Les causes sont multiples et aujourd'hui le diagnostic se fait durant la grossesse par biométrie et imagerie médicale. Nous considérons que Bébé a eu un retard de croissance intra-utérin.

Vieillissement prématuré

Geoffroy a écrit : "Cet enfant paraît être formé à son âge autant qu'une personne de 20 ans pourrait l'être dans la grandeur ordinaire".Tressan, quant à lui, écrit : "Jusqu'à l'âge de quinze ans, Bébé avoit (sic) eu les organes libres". Il faut comprendre que, très jeune, Bébé avait un pénis et un scrotum d'adulte. Ceci serait donc un début de vieillissement prématuré qui se serait accéléré après la puberté physiologique. Il vieillit rapidement puis meurt.

Cette mort est certainement liée à sa maladie plutôt qu'à un rhume. Les nains hypophysaires ne présentent pas de vieillissement prématuré. Seckel, d'après ses sources, considère que Bébé a eu un développement sexuel normal.

Nanisme de la progeria

Il s'accompagne d'un vieillissement prématuré et d'un nez en bec d'oiseau. Aujourd'hui, le vieillissement prématuré est mieux connu et décrit. Il s'agit en général de maladies génétiques rares, dites orphelines. Jonathan Hutchinson en 1886 et Hastings Gilford en 1904 ont décrit la progeria, aussi appelée syndrome d' Hutchinson-

Gilford. Cette maladie due à une mutation du gène LMNA (NL) est extrêmement rare et ne toucherait qu'une naissance sur 4 à 8 millions.

Moins de 100 cas ont été identifiés dans le monde, sur tous les continents. Actuellement, il y aurait environ 40 cas de recensés dont 17 en Europe. L'équipe du professeur Nicolas Lévy (2003) a identifié le gène impliqué dans la progeria.

Cette maladie n'existe pas à la naissance et débute dans la première année de la vie. Elle entraîne un vieillissement très accéléré des enfants qui, en général, ne dépassent pas l'âge de 13 à 15 ans, bien que certaines formes montrent une durée de vie plus longue.

D'après Helmut Paul George Seckel, Hastings Gilford en 1911 aurait examiné Bébé au musée de l'Homme et l'aurait classé comme un exemple de "syphilis, microcéphalie et infantilisme, se terminant en sénilité". Les pariétaux étaient pour lui le signe évident de syphilis. Toujours d'après Seckel, Rischbieth et Barrigton auraient classé le cas de Bébé comme atteint d' "ateleiose", c'est-à-dire une forme d'infantilisme caractérisée par un sous-développement physique mais une intelligence normale.

À cette époque, on évoquait aussi la nanocéphalie et un profil d'oiseau, soit une "petitesse anormale de la tête que l'imbécillité accompagne toujours".

Bondeson évoque la progeria, mais considère raisonnable d'admettre que Bébé était atteint d'une variété du syndrome "microcephalic osteodysplastic primordial dwarfism".

Nous avons donc demandé son avis au professeur Nicolas Lévy. Pour lui, Bébé ne semble pas avoir été atteint de progeria, car il n'en présente pas les signes radiologiques pathognomoniques au niveau des clavicules, des extrémités des membres, des hanches et une ostéoporose (fragilisation généralisée du tissu osseux).

Mais, comme dans la progeria, Bébé a un nez très saillant, rectiligne et non pas en réel bec d'oiseau. Les dimensions des os du nez sont comparables à celles d'un adulte normal.

Seule une analyse de recherche d'ADN permettrait d'en faire le diagnostic. Il s'agirait d'une recherche d'ADN ancien. D'après les avis de paléogénéticiens, ces analyses seraient réalisables.

Autres nanismes

*** Le syndrome de Werner ou progeria de l'adulte**

Les symptômes de vieillissement sont plus tardifs, vers 20 ans, et les sujets meurent vers 30 ans.

Ce n'est pas le cas de Bébé.

Retard de croissance à début intra-utérin (RCIU)

Il est reconnu actuellement des nanismes par retard de croissance à début intra-utérin. Ces syndromes sont aujourd'hui au nombre de 25 environ. À la naissance, l'enfant est de petite taille et de faible poids. Nous en citerons cinq.

*** Le syndrome de Silver-Russell**

L'enfant atteint présente un retard de croissance à début intra-utérin. La taille de naissance à terme est en moyenne de 44 ± 2, 5cm (Bébé =21cm) et le poids au -dessous de 2. 200 grammes (367 grammes pour Bébé).

*** Le nanisme essentiel**

Il est aussi appelé nanisme idiopathique ou primordial. L'insuffisance staturale apparaît de manière isolée et les proportions du corps sont normales et harmonieuses. Le niveau cognitif des individus atteints de nanisme essentiel est normal. Par ailleurs, on ne constate pas d'anomalie physique. Le début de cette affection se fait le plus souvent à l'intérieur de l'utérus durant la grossesse. On ne connaît pas avec précision sa cause. Dans ces nanismes primordiaux, les enfants ont un très important retard de croissance intra-utérin et postnatal. Bébé pourrait en avoir souffert.

*** Le syndrome de Seckel**

Décrit initialement comme un" nanisme à tête d'oiseau" en raison de l'aspect facial avec microcéphalie et nez proéminent, ce syndrome de transmission autosomique récessive se présente avec un RCIU sévère et évolue vers un retard mental le plus souvent important. La tête au profil d'oiseau est souvent évoquée dans ce type de nanisme.

Rappelons que le terme "nain au profil d'oiseau" avait été d'abord présenté par Rudolf Virchow, pour le nanisme proportionné avec faible poids de naissance, retardement mental, nez aigu, et micrognathie (mâchoires de petite taille). Ce pourrait être le cas de Bébé.

*** Le syndrome "microcephalic osteodysplastic primordial dwarfism" ou MOPD.**

Le nanisme primordial ostéodysplasique avec microcéphalie (MOPD) est défini comme un syndrome présentant un retard de croissance intra-utérin et postnatal. La face a un aspect typique. On note aussi une dysplasie squelettique et des anomalies du cerveau. On suspecte une transmission autosomale récessive. Tous ces syndromes peuvent s'accompagner d'anomalies dentaires. En fait, ce groupe de désordres est semblable au syndrome de Seckel. Trois sous-types (types I-II-III) ont été rapportés. Bébé ne répond pas aux critères décrits.

*** Le Nanisme primordial Microdontie dents Opalescentes et Sans Racines ou NMOSR**

Décrit depuis 2001, il peut être associé à un déficit des somatotropes. Nous continuons les comparaisons entre Bébé et les enfants atteints de ce syndrome avec le docteur Piranit Nik Kantaputra.

Les signes cliniques de ce type de nanisme sont : le second orteil long (chez Bébé c'est le troisième), les os du nez proéminents et racine nasale déprimée (comme Bébé), un important retard de croissance intra-utérin et postnatal (comme Bébé), une hypoplasie sévère des processus alvéolaires et une diminution de l'étage inférieur de la face (Bébé aussi), une microdontie importante, dents opalescentes (mais cela, nous ne pouvons pas le savoir) ; des molaires sans racines, ce qui expliquerait ces alvéoles très peu profonds, un développement dentaire retardé et dents mobiles avec chute précoce. Les comparaisons sont impossibles entre Bébé et ces enfants atteints de NMOSR, pour les dents, Bébé n'en ayant aucune et pour tous les signes caractéristiques visibles sur le vivant. De plus, la reconstitution du squelette a peut-être remis en place normale certains éléments osseux qui, dans ce syndrome, chez le vivant, ont une autre position (pied, main.).

Nanisme de Bébé

Comme on le voit, il n'est pas facile de déterminer dans quel nanisme ranger Bébé.

Les descriptions faites par Tressan ont beaucoup influencé les chercheurs sur le développement intellectuel de Bébé.

Sa petite taille et son faible poids à la naissance, sa morphologie faciale, son édentation presque totale, la faible profondeur des alvéoles restants permettent d'envisager un nanisme de type RCIU, c'est-à-dire un retard de croissance à début intra-utérin, généralement lié à des laminopathies. Des découvertes récentes peuvent laisser à penser que Bébé aurait pu être atteint de l'une de ces maladies rares, comme ce syndrome appelé le "Nanisme primordial- microdontie - dents opalescentes et sans racine (NMOSR)" ou une variante du syndrome de Seckel.

Des analyses ADN pourraient permettre de mieux déterminer le type de nanisme qu'avait Bébé mais ces analyses coûtent cher et les résultats n'auraient qu'un intérêt limité et ne permettraient pas de faire des grands bonds thérapeutiques.

Elles ne sont pas au programme.

CHAPITRE X

Conclusion

Ce recours à l'Histoire, à l'Histoire des Sciences, à la Médecine et à la Paléopathologie nous a permis de mieux connaître le nanisme harmonieux et la vie de Bébé. Ce nain a eu, malgré son handicap, une vie heureuse jusqu'à l'âge de 18 ans environ, choyé par son bienfaiteur, Stanislas Leszczynski, roi de Pologne, duc de Bar et de Lorraine. Il devint célèbre à la cour de Lunéville et, de nos jours, il conserve encore une certaine notoriété tant en Lorraine qu'à l'extérieur, voire aussi dans de très nombreux pays. Sa célébrité dans toute l'Europe est aussi due à son squelette conservé intact dans les collections du Muséum national d'histoire naturelle (Paris) et à ses statues en cire, grandeur nature, documents exceptionnels, modelées sur sa propre personne et conservées dans les collections du musée d'anatomie Delmas-Orfila-Rouvière (Montpellier), de Nancy, de Lunéville et d'ailleurs. Comme nous l'avons mentionné, le squelette de Bébé est une pièce de musée extraordinaire, puisque reconstitué et mesuré par Buffon.

Stanislas, madame de Talmont et la cour en ont fait un grand personnage.

Bon nombre d'anecdotes existent, mais elles sont souvent invérifiables. Pourtant, elles reprennent généralement les mêmes récits racontés plus ou moins différemment.

Il semble acquis que Bébé, de son vivant, était bien proportionné, comme l'est son squelette, avec une tête en harmonie avec son corps. Les récits de sa vie, lus à l'Académie royale des sciences par d'éminents académiciens et celui de Buffon, publié dans ses ouvrages, permettent de compléter les connaissances sur Bébé contenues dans les nombreux récits sur la vie à la cour de Lorraine en ce XVIIIe siècle.

Au musée de l'Homme, il était admis que Bébé était un nain hypophysaire de par son aspect harmonieux. Au cours de cette étude, nous avons essayé de faire le point d'après les nombreuses observations de Bébé faites au cours du temps. Les diagnostics se faisaient en fonction des connaissances médicales du moment. Nos résultats montrent que le nanisme de Bébé n'était pas hypophysaire. Nous sommes allés au-delà des diagnostics précédents de progeria et de "*Bird headed dwarfism*". De plus, contrairement aux nains hypophysaires, Bébé a été atteint de vieillissement prématuré et est mort jeune, à 23 ans. Cette mort a été estimée comme la complication d'un rhume mais peut-être a-t-elle été la conséquence de ce vieillissement prématuré, comme on le constate actuellement chez d'autres individus.

Sa petite taille et son faible poids à la naissance, sa morphologie faciale, son édentation presque totale, la faible profondeur des alvéoles restants permettent d'envisager un nanisme de type RCIU, c'est-à-dire un retard de croissance à début intra-utérin, généralement lié à des laminopathies. Des découvertes récentes peuvent laisser à penser que Bébé aurait pu être atteint de l'une de ces maladies rares, comme ce syndrome appelé le "Nanisme primordial- microdontie - dents opalescentes et sans racine (NMOSR)" ou une variante du syndrome de

Seckel. L'analyse de son ADN permettrait d'en savoir beaucoup plus, mais, dans l'attente, il faut rester prudent. Les avancées récentes en génétique moléculaire, en biologies du développement et en médecine nous obligent à revoir des diagnostics anciens et ouvrent la voie à d'autres recherches en paléopathologie et en paléo-anthropologie.

Au 19ème siècle, notamment par leur crâne, c'est dans le cadre de la tératologie définie par Isidore Geoffroy Saint Hilaire, qu'ils ont cherché à expliquer ce qui les différenciait des Hommes "normaux" ; les nains étaient alors considérés comme des monstres. Aujourd'hui, la question des nains se reformule dans un contexte philosophique qui interroge les concepts de "normal" et de "pathologique".

La biométrie du squelette de Bébé que nous avons réalisée est fort intéressante à ce propos et les résultats sont éloquents. Nous avons comparé les 228 données représentant ce squelette à celles recueillies chez trois populations villageoises que nous avons ensuite réunies en une seule population de référence d'environ 476 sujets, dite population "norme", car nous la considérons comme un échantillon correct d'Hommes modernes.

D'une part, presque toutes les mesures relevées sur le crâne de Bébé sont fortement inférieures à la moyenne de la population "norme", un bon nombre d'entre elles présentent des différences de 4 à 8σ (écarts-types). Pourtant, certaines mesures s'inscrivent dans la variabilité normale ; nous en avons analysé les causes et les avons interprétées dans un cadre biologique ou physiologique quant à la normalité de ce nain. D'autre part, cette étude biométrique confirme que Bébé était dans son ensemble un nain harmonieux comme le prouve la similitude de presque tous ses indices crâniens et corporels avec ceux de la population de référence constituée d'adultes. Ses paramètres de forme ne le distinguent donc pas de la population "norme". Il est, par sa forme, un Homme normal. Il ne se distingue donc de la population" norme" que par le facteur taille, et encore, cette conclusion ne concerne pas toutes les variables. Nous pouvons ainsi présenter ce nain comme un Homme moderne, mais en réduction. En revanche, cette étude met en exergue certaines caractéristiques biométriques du crâne et de la face inférieure dont l'hypothèse interprétative suppose l'existence de pathologies. L'analyse de ces différences par rapport à la "norme" nous conduit à les désigner comme propres à Bébé ; nous les considérons comme des manifestations localisées de sa pathologie spécifique, un type très rare de maladie génétique dont il était atteint, et non pas comme des caractéristiques du nanisme en général. Cette étude biométrique confirme les résultats de l'étude qualitative que nous avons publiée par ailleurs.

Ce travail nous permet également de confirmer que les estimations de la capacité crânienne et de la stature calculées à l'aide d'équations peuvent s'éloigner grandement des valeurs observées. Les équations fournissant le volume crânien ne tiennent pas compte de l'épaisseur de la paroi osseuse, or, Bébé souffrait d'une anémie ayant entraîné une augmentation du diploé de l'os pariétal ; la capacité calculée est donc bien supérieure au volume endocrânien mesuré qui est, à cause de la tumeur diploïque qui bombe vers le cerveau, légèrement inférieur au volume de l'encéphale. L'évaluation de la stature est délicate à partir d'un squelette ; elle doit tenir compte de la présence ou non des disques intervertébraux dans les différentes reconstitutions. C'est probablement la cause de la discordance des mesures de la stature de Bébé notées par divers auteurs depuis les premiers travaux biométriques de Buffon. Certaines, les plus anciennes, sont des statures basses ; elles ont été faites lorsque la reconstitution en posture verticale du squelette ne comportait pas encore de disques intervertébraux. À ce propos, cette étude vient confirmer les réserves à faire sur la stature, chez les différentes espèces d'Hommes fossiles.

Comme nous l'avons montré, les nains avec petit crâne ne pouvaient être que très peu intelligents, voire atteints d'idiotisme.

Pourtant, il y eut des nains intelligents.

D'après notre description, nous avons deux apparences de Bébé.

D'après les contes et légendes, il est gentil, beau, plein de qualités, mais coléreux.

D'après Tressan et ceux qui se sont inspirés de ses descriptions, Bébé est un monstre, inculte, un animal, un idiot.

La venue à Lunéville du nain polonais Joseph Boruwlaski, harmonieux lui aussi, même légèrement plus petit que Bébé et d'âge comparable (deux ans de plus), a permis de comparer les deux nains. Joseph a été surnommé "Joujou".

Tous les historiens s'accordent à vanter son esprit, son instruction, sa bonne grâce, toutes les perfections de sa petite personne. Intellectuellement, la différence était encore plus écrasante avec Bébé. Physiquement, Boruwlaski rayonnait de jeunesse et de vitalité, toute la cour s'extasia.

Le comte de Tressan l'admira sans limites : "Le nain le plus surprenant qui se puisse imaginer, le Polonais savait lire, écrire, compter, parlait trois langues dont la nôtre".

Boruwlaski s'est marié et avec son épouse ils ont donné naissance à une fille. Ils ont donné des concerts à Vienne, jouant ses propres compositions et il a organisé des concerts d'abonnement. Il est mort le 5 septembre 1837 à l'âge de 98 ans.

Même Stanislas lui aurait dit : "Voyez, Bébé, quelle différence il y a entre vous et Joujou ; il est aimable, gai, amusant, instruit, tandis que vous, vous n'êtes qu'une petite machine".

Il faut admettre que le nanisme harmonieux n'est pas synonyme d'idiot !

D'après tout ce que nous avons consulté, Bébé est intellectuellement resté à un âge de 5 à 6 ans comme le montre son comportement et n'était pas le monstre décrit par Tressan. Tous les enfants ayant cet âge ne sont pas idiots.

Tout récemment, LB1, fossile de Flores, a été considéré comme une espèce distincte par l'observation de l'anatomie de trois os (scaphoïde, trapézoïde et capitatum) du poignet gauche. Nous ne pouvons pas comparer avec le carpe de Bébé, nain lui aussi, car nous ignorons quels os Buffon a remplacés. La comparaison de Bébé avec la population norme a constitué une identification de Bébé avec les Hommes modernes normaux mais de taille réduite. Une étude biométrique similaire appliquée aux fossiles de Flores, notamment au spécimen LB1 qui possède un crâne et une mandibule très bien préservés, permettrait peut-être d'identifier l'espèce fossile dont il se rapproche, sous hypothèse qu'il en serait un modèle réduit. Une telle comparaison mériterait probablement d'être prise en compte comme la description morphologique des trois os du carpe qui prend le dessus sur tout le complexe craniofacial et l'étude du moulage cérébral. Nous pensons donc que la méthode utilisant la variabilité intra-groupe d'une population de référence, telle que nous l'avons mise en œuvre pour Bébé, pourrait être appliquée au crâne LB1. Elle serait un moyen d'identification, au sens d'une appartenance à un genre ou à une espèce. Ce recours à l'utilisation de la variabilité intra-groupe, bien que peu appliquée, avait déjà été préconisé pour l'étude des fossiles. Quant au squelette post-crânien des Hommes de Flores, il semble très incomplet ; pourtant, leurs statures ont été évaluées, mais comment ? Nos résultats sur l'estimation de la taille de Bébé nous incitent à ne pas adhérer totalement à cette estimation de la stature des anciens hôtes de Liang Bua.

POSTFACE

Par Dr Xavier Riaud[8]

J'ai rencontré Jean Granat pour la première fois lors d'un congrès confraternel en 2002. Jean travaillait déjà pour le musée de l'Homme de Paris où ses recherches faisaient référence. Jeune dentiste tout juste thésé, j'avais beaucoup apprécié son contact que j'avais trouvé sympathique, bien que j'eusse pleinement ressenti la déférence due à sa notoriété. Mais je l'avais tout de suite acceptée. Pourquoi ? Jean m'a toujours respecté dans nos divers échanges. Je suis pourtant convaincu qu'il n'a pas été toujours d'accord avec moi. D'ailleurs, il ne s'en est jamais caché quand il devait me le faire savoir, mais sa voix rauque et ses propos ont toujours donné une connotation toute bienveillante à ses arguments. Je l'en remercie bien évidemment.

Et toutes nos correspondances futures iront dans ce sens. La particularité de Jean est qu'il est particulièrement droit, ce qui implique qu'il n'hésite pas à trancher dans une situation qu'il déplore, sans compromis et sans compromission. Je suis pareil. C'est probablement ce qui explique que tout le monde l'écoute. C'est ce qui explique

[8] Directeur de la collection « Médecine à travers les siècles » aux éditions L'Harmattan ; Membre de l'Académie nationale de chirurgie dentaire et de l'Académie nationale de chirurgie.

aussi qu'on sait toujours où on va avec lui. Les choses sont claires. Blanc, c'est blanc et noir, c'est noir. S'il y a du gris parfois, c'est que la diplomatie, la sagesse et les circonstances l'imposent quelquefois.

J'ai revu Jean plusieurs fois par la suite. À la Société de biométrie humaine tout d'abord, où je suis venu plusieurs fois présenter des papiers. J'ai toujours été content de participer à ces congrès, même pour de brèves apparitions, et, à chaque fois, Jean était présent pour y présenter également les siens. C'est là aussi que j'ai rencontré Evelyne Peyre. C'est là que j'ai ressenti toute la rigueur professionnelle et la quête de précision scientifique qui animent Jean. C'est quelque chose qui m'a toujours particulièrement impressionné, et quand je dis impressionné, je pèse mes mots. Si j'évolue moi-même toujours en ce sens, en mesurant parfaitement qu'on ne peut pas être parfait tout le temps et qu'on peut commettre parfois des erreurs, j'avoue sans honte que Jean navigue à un niveau bien supérieur au mien dans ce domaine.

À l'Académie nationale de chirurgie dentaire ensuite, où sa gentillesse à mon encontre m'a particulièrement touché. Peu de gens en ont manifesté comme lui l'a fait. Avais-je franchi un cap dans son estime ? Je ne sais pas. Mais, quand Jean m'a proposé ce manuscrit à publier dans ma collection, au-delà de son grand intérêt scientifique et historien qui le justifiait à lui seul, il m'était évident qu'il fallait soutenir Jean dans ce beau projet jusqu'à sa finalisation. Alors, je sais que Jean a beaucoup douté pour aboutir ici. Moi pas une seconde, car le plan de route a été tracé à la minute même où Jean me proposait ce projet.

Quant au livre lui-même, cette étude historico-anthropologique du nain Bébé, elle est la première étude médico-historique du nanisme en France. Et, pour tous ceux qui connaissent Jean, je peux vous assurer qu'il s'agit d'un travail unique, riche et dense qui résume, ou développe, beaucoup des études faites par Jean Granat et Evelyne Peyre, tout au long de leur parcours commun. Mais, Jean ne s'est pas contenté du nain Bébé, il s'est intéressé à tous les autres nains de l'époque, en ne se contentant pas de les citer, mais en les étudiant de la même façon que Bébé. C'est, pour moi, un livre qui fera référence, j'en suis certain, car pionnier sur la question. Peut-être pas tout de suite, mais sûrement dans le futur. C'est une des motivations majeures qui m'ont convaincu de la nécessité absolue de faire paraître cet opus.

REMERCIEMENTS

Notre reconnaissance à tous ceux qui nous ont entourés, soutenus et aidés en permanence dans la confection de ce livre.

Nous remercions très sincèrement pour leur aide précieuse et les documents qu'ils nous ont communiqués : **Le Professeur Serge Bahuchet**, professeur au Muséum national d'histoire naturelle, Hommes, Natures, Sociétés, Directeur du laboratoire éco-anthropologie et ethnobiologie. Il abrite les collections d'anthropologie hébergées au musée de l'Homme (Paris), dont Bébé. Grand spécialiste d'une population actuelle de petite taille "les Pygmées Yakka", montre la vie d'une population adaptée morphologiquement au milieu de la forêt équatoriale ; **Le Professeur Christian Pharaboz** et le **Docteur Olivier Granat**, radiologues, Centre Imagerie Médicale Italie (CIMI- Paris) ; **le Professeur Léon-Gabriel Kalifa,** hôpital public Saint-Vincent-de-Paul (Paris) ; **le Professeur Nicolas Lévy** "Génétique Médicale et Développement", Faculté de médecine (Marseille) ; **le Docteur Piranit Nik Kantaputra,** Department of Pediatric Dentistry, University, Chiang Mai (Thaïlande) ; **Madame Mireille Ruppli**, maîtresse de conférences en Sciences du Langage à l'Université de Reims Champagne-Ardenne, pour son aide généreuse et ses compétences si précieuses ; **Madame Annette Laumon,** conservateur départemental du patrimoine ; **Monsieur Eric Moinet** conservateur en chef du patrimoine, Directeur du Musée lorrain (Nancy) ; **Monsieur Alain Philippot, c**onservateur, responsable du musée Château des Lumières - Lunéville ; **Monsieur Thierry Franz** – Chargé de recherches documentaires du musée du château de Lunéville ; **Madame Catherine Guyon,** maître de conférences HDR en histoire médiévale, Université de Lorraine, Présidente des Amis du château de Lunéville et de son musée ; **Monsieur Jean-Loup Leguay**, assistant de conservation musées d'Amiens ; **Madame Caroline Ducourau,** Directrice de la culture scientifique et du patrimoine historique Montpellier, conservatrice du patrimoine ; **Monsieur Pierre-Hippolyte Pénet**, conservateur du patrimoine, chargé des collections XVe - XVIIIe siècles, le Musée lorrain Nancy ; **Monsieur Roland Bossard,** chargé d'études documentaires, Musée de Versailles ; **Madame Marie-Thérèse Fischer** (de Plaine, Lorraine), professeur de lettres classiques, spécialiste des archives de la principauté de Salm, docteur en théologie ; **Madame Laurence Casalini,** documentaliste, conseil régional de Lorraine, service régional de l'Inventaire général du patrimoine culturel ; **Monsieur Vaucel Guy,** conservateur en chef honoraire de la Bibliothèque municipale de Nancy, bibliothécaire archiviste de l'Académie de Stanislas ; **Monsieur Louis Granat** pour les traductions latines.

Des sincères remerciements pour **Monsieur Jean-Pierre Carciofi,** le spécialiste de Bébé, dont les connaissances sur Lunéville sont étonnantes, son accueil toujours amical, véritable bibliothèque sur la région et pour ses conseils avertis.

Merci à notre ami **Avi Katz,** dessinateur, illustrateur (Tel-Aviv- Israël), pour sa participation à l'illustration de ce livre.

Un très grand merci aux Éditions l'Harmattan, à leur directeur et à **Perrine Fourgeaud** du service édition - fabrication Editions L'Harmattan pour leur accueil, leur amabilité et leur compétence.

Jean Granat tient à remercier particulièrement son grand ami et confrère **Xavier Riaud,** membre de l'Académie nationale de chirurgie dentaire, directeur de la collection Médecine à travers les siècles aux Éditions l'Harmattan ; qui l'a encouragé à écrire ce livre et sans lequel ce livre n'existerait pas.

Crédit photographique

Les radiographies ont été aimablement réalisées par les Docteurs Olivier Granat et Christian Pharaboz au Cabinet de radiologie C.I.M.I. (Paris). Toutes les photographies concernant le squelette de Bébé ont été prises par Jean Granat au musée de l'Homme. Pour les autres documents, une autorisation nous a été délivrée et la provenance est indiquée dans la légende.

BIBLIOGRAPHIE, SOURCES, LISTE DES OUVRAGES

Nicolas Ferry, dit Bébé, nain lorrain qui a vécu au XVIIIème siècle au château de Lunéville avec Stanislas Leszczynski, roi de Pologne, duc de Lorraine et de Bar, est au centre de ce récit.

Il nous a fallu regrouper de très nombreuses sources et références bibliographiques. Nous les avons étudiées une à une malgré leur nombre important (182). Tant de contradictions existent que, dans notre texte, nous avons recherché et mis les faits les plus vraisemblables. Nous les avons regroupées ici et toutes sont consultables sur internet et sur la BNF Gallica.

Certains noms n'ont que l'initiale du prénom, tel qu'indiqué dans les sources.

ALBANÈS A. & FATH Geogres., *Nains célèbres.* Gustave Havard Paris. 1846.

ANGEL M. *Bébé ou le nain du roi Stanislas*. Comédie historique en un acte. Théâtre du Gymnase des enfants. Isidore Pesron – Paris, 1837

ARGUE D, DONLON D, GROVES C, WRIGHT R., *Homo floresiensis; microcephalic, pygmoid, Australopithecus, or Homo ?* J Hum Evol. Oct, 51 (4); 360-74. (2006)

ANTON S., *Le plus petit humain in* Wong Kate.. Pour la Science, n°329, p.33. 2005.

APTEL C., *Les cires habillées nancéiennes,* in Catalogue exposition : 17 juin - 24 septembre 1989

AVALON, J., *Nicolas Ferry dit "Bébé », nain du Roi Stanislas Leczinski, Duc de Lorraine,* in Aesculape, n°4, avril. 1939.

ASSE. C., *Lettres de Madame du Châtelet*, Paris, Charpentier, 1878.

AYME, S., *Le Progéria ou syndrome de Hutchinson-Gilford* in ORPHANET 1999.

BAHUCHET Serge, *Les Pygmées Aka et la forêt centrafricaine. Ethnologie écologique.* SELAF, CNRS,, Ethnosciences. Paris - 1986

BALZEAU A, SEMAL P, *L'Humanité trouvée à Flores,* in La Recherche 404, 2007.

BARON Pierre, *Louis Lécluze (1711-1792),* dentiste, acteur, auteur, entrepreneur de spectacles. in Bull. Acad. Natle Chir. Dent. 48, p.105-123, 2005.

BENOÎT A, *Bébé le Nain du roi Stanislas 1741-1764.* in Bull. Soc. philomat. vosgienne, p.111-126. 1876

BOGOPOLSKY Sacha, *La brosse à dents ou l'histoire de la mal-aimée.* Edit. CdP Paris. 1995.

BONDESON Jan, *The Two-headed Boy, And Other Medical Marvels.* Cornell University Press, 2004

BONDESON Jan, *The Pig-faced Lady of Manchester Square And Other Medical Marvels.* Tempus, 2004.

BORUWLASKI Joseph, *The Memoirs of the Celebrated Dwarf, Joseph Boruwlaski, written by Himself.* Birmingham; by J. Thompson, 1792.

BOLUT J ; LIÉBAUX A-L ; MORÈSE C, *Stanislas, Prince des Lumières,* in Service des Publics des Musées. Palais des Ducs de Lorraine - Musée Lorrain. Le 20 avril 2016.

BOURDET ETIENNE, *Soins faciles pour la propreté de la bouche et pour la conservation des dents.* Jean -Thomas Hérissant, Libraire Paris, 1759.

BOYÉ Pierre, Stanislas Leczinski et le troisième traité de *Vienne*, Paris, Berger-Levrault, 1898.

BOYÉ Pierre, *Les Derniers Moments du roi Stanislas.* Palais ducal Nancy, 1898

BOYÉ Pierre, *La Cour de Lunéville en 1748 et 1749*, Palais ducal Nancy Nancy, 1891.

BOYÉ Pierre, *Journée du Roi in Le Pays lorrain*, Nancy, 1932.

BRAITHWAITE J. HUNTER-GATHERER, *Human nature and health system safety; an evolutIonary cleft stick* ? in Int. J. Qual. Health Care.2005 Dec;17 (6) :541-5. 2005.

BROCA Paul, "*Sur le volume et la forme du cerveau* », in Bull. Soc. Anthrop. Paris, pp. 139-277, 283-326, 421-449, 464-474, 1861.

BROCA Paul "*Sur la question celtique ; crânes des Bas-Bretons et des Auvergnats* », in Bull. Soc. Anthrop. Paris, pp. 321-322, 1873.

BROWN Peter *et al. A new small-bodied hominin from the Late Pleistocene of Flores, Indonesia*, In Nature, 431/7012: 1055-61, 2004.

BRUE Thierry, *Insuffisance antéhypophysaire, forme familiale (Nanisme par déficit combiné en hormone de croissance).* Encyclo. Orphanet, n° 467, 2005.

BUFFON G-L. LECLERC (COMTE DE), DAUBENTON L.-J.-M, *Description d'un nain. Histoire naturelle générale et particulière avec la description du Cabinet du Roy*, Imprim. Royale, t. XV, p. 176-182. Paris 1767,

CABANÈS Dr, Mœurs intimes du passé. 3ème série Albin Michel, 1954.1

CANGUILHEM Georges. *Le normal et le pathologique*, Paris, PUF, 1966.

CARCIOFI Jean-Pierre, *Lunéville-mémoire en images*, Alan Sutton, 1997.

CARCIOFI Jean-Pierre, *La statue du nain Bébé- une énigme résolue,* in Lunéville Fastes du Versailles Lorrain Gafflot, 2006.

CARREY, *Le premier bal de Bébé,* in Le Petit Parisien. Supplément littéraire illustré 14 mars 1908

CHAMFORT Sébastien-Roch Nicolas, *Maximes et pensées. Caractères et anecdotes*. N° 731 réedition Gallimard folioclassique p 203. 2005.

CHAPELLE Patric, GRANAT Jean, *Étude de 459 anomalies de nombre*, A.O.S, 161, 49-68. 1988.

CHARTON Edouard. *Le Magasin pittoresque*, Paris Bertaux, 1839.

CHAZAL Gérard, *Les femmes et la Science*. Ellipses éditeur. 2006

CHRISTOPHE, DAVID, JELLILA, NATHANAËL, SILÈNE ET SOLÈNE— *Nicolas Ferry, le nain de Champenay.*
http;//ecole.wanadoo.fr/ecole.plaine/nain/nain.htm Consulté le 26/01/2005.

CONROY GC, SMITH RJ, *The size of scalable brain components in the human evolutIonary lineage; With a comment on the paradox of Homo floresiensis.* Homo. 58 (1); 1-12. (2007)

DAGOTY Gautier le fils. *Galerie françoise, ou Portraits des hommes et des femmes célèbres qui ont paru en France*, Herissant le fils Paris, 1770.

DEBERT Pascale, *Petits secrets des ducs de Lorraine au XVIIIe siècle*. édit. Gérard Louis, 2016.

DELASIAUVE Louis— *Discussion suite à Un cas de nanisme,* in Bull. Soc. Anthrop. de Paris. Séance 20 octobre, T.4, 3ème série pp. 686-687, 1881.

DESNOIRETERRES Gustave, *Voltaire et la Société au dix-huitième siècle*, Paris Didier, 1871.

DESHAYES Marie-Joseph, — *Repérages crâniens* Édit. Cranexplo, 2000.

D'HAUSSONVILLE comt, *Histoire de la réunion de la Lorraine à la France*, 4 vol., Michel Lévy. 1860

DIDEROT. D ET D'ALEMBERT. *Nains in Encyclopédie ou Dictionnaire raisonné des Arts et Métiers* pp. 673-676. Pellet Genève, 1778.

DURIVAL, Nicolas, *Description de la Lorraine et du Barrois,* Babin Nancy, 1774.

DUSAUSCHOY ET P. CHARRIN. *Confession d'un Homme de cour contemporain de Louis XV. Révélations historiques dans le XVIIIe siècle,* Wadet Paris pp.43-44, 1830.

ENERSEN, Daniel, *Seckel's syndrome.* http;/www.whonamedit.com/synd.cfm/869.html. . (2007)

FACULTÉ DE MÉDECINE MUSÉUM D'ANATOMIE PATHOLOGIQUE DE LA FACULTÉ de Médecine ou *Musée Dupuytren*, Paris Béchet 1842

FAIVRE L., CORMIER-DAIRE V, *Progéria.* in Orphanet, http; //www.orpha.net/static/FR/progeria.html. 2005.

FALK D, HILDEBOLT C, SMITH K, MORWOOD MJ, SUTIKNA T, BROWN P, JATMIKO, SAPTOMO EW, BRUNSDEN B, PRIOR F, *The brain of LB1, Homo floresiensis.* in Science. Apr 8; 308 (5719); 242-5. 2005.

FAUCHARD Pierre, Le Chirurgien-Dentiste ou traité des dents, réédit. 1961. J. Prelat édit.Chap. XII pp. 264-278, 1746

FORMEY M, *La France litteraire, ou | dictionnaire des auteurs français vivants. Haude et Spener* Berlin Libraires de la Cour & de l'Académie, 1757 .

FRANZ THIERRY, TRONQUART Martine, *Histoire de la construction de Château. Des origines à nos jours,* in Lunéville les Cahiers du Château N°1 Nancy. 2005.

FRANZ THIERRY *Hygiène et beauté au temps de Léopold et Stanislas, in Lunéville* les Cahiers du Château N°4 Nancy, 2008.

FRÉVILLE, Nicolas Ferry, in La vie des enfants célèbres. Librairie d'éducation de Didier pp. 253- 274, 1839.

FRÉVILLE *Histoire de Bébé le nain de Pologne,* Imagerie d'Epinal, 1904.

GARNIER Edouard, *Les nains et les géants*, collection Bibliothèque des merveilles, Hachette, 1884.

GEGOUT Rosette, *Patois des Vosges*. Gérard Louis. 2002.

GENET-VARCIN Emilienne, *Les Négritos de l'île de Luçon (Philippines)* Masson &Cie. Paris, 1951.

GEOFFROY Claude-Joseph, *Description du petit nain de Lorraine*. Mémoire Acad. Sciences (55) présenté le 6 août, pp. 231-232, 1746.

GEOFFROY SAINT-HILAIRE Isidore, *Des anomalies par diminution générale de volume, et spécialement des nains,* in Histoire Générale et Particulière des Anomalies de l'Organisme chez l'Homme et les Animaux ou Traité de Tératologie Tome premier, J-B Baillières Paris, 1832.

GOODSHIP J., GILL H., CARTER J., JACKSON A., SPLITT M., and WRIGHT M, *Autozygosity Mapping of a Seckel Syndrome Locus to Chromosome 3q22.1-q24*. Am J Hum Genet 67; 498-503, 2000.

GOUBERT P, ROCHE D. *Les Français et l'Ancien régime. Culture et Société,* Armand Colin ed, Paris, 1991.

GOULD Stephen Jay, *La Mal-Mesure de l'Homme*. Edit. Odile Jacob. Paris pp.117-148, 1997.

GOULD, George Milbry, PYLE W. L, *Anomalies of Stature, Size and Development.in Anomalies and Curiosities in Medecine. Chap. VII.* The World Wide School. Seatle Washington, USA. Original Copyright 1896 by W.B. Saunders, 1997.

GRAFFIGNY Françoise, Mme de, *Œuvres complètes de Voltaire et Madame du Châtelet*, Paris. Editions Garnier, 1820.

GRANAT Jean, VALENTIN Frédérique, *Anthropologie, pathologie et soins dentaires au XVIIIe siècle : découverte exceptionnelle à Saint-Martin-des-Champs de Paris,* in Bulletins et Mémoires de la Société d'anthropologie de Paris, Nouvelle Série, tome 9 fascicule 3-4, pp305-318.(1997).

GRANAT Jean, CHAPELLE Patrick. *Agénésies, hypergénésies dentaires et évolution.* A.O.S 161, 31-48. (1988)

GRANAT Jean, PEYRE Evelyne, *L'Homme, ses incisives, son évolution et l'anatomie crânio-faciale au XVIe siècle*.in Biom. Hum. et Anthropol., 21, n°3-4, pp. 135-143, 2003.

GRANAT Jean, PEYRE Evelyne, *La situation du larynx dans le genre Homo. Données anatomiques, embryologiques et physiologiques,* in XIe Colloque de la Société de Biométrie humaine 'Biométrie et anthropologie de la tête, de la face et du cou, 8-10 novembre 2004, MNHN, Paris, in Livre Programme et Résumés, pp. 25. Biométrie humaine et Anthropologie, 22; 3-4, pp. 141-163, 2004.

GRANAT Jean, PEYRE Evelyne, *Variabilité humaine actuelle et fossile; statures et crânes de faibles dimensions.* in XIIe Colloque de la Société de Biométrie Humaine 'Biométrie et variabilités humaines', 16-18 nov. 2005 Paris. Livre Résumés 2005, p.6; 35, 2005.

GRANAT Jean, PEYRE Evelyne, *« Bébé », le nain de la cour de Stanislas Leczinski à Lunéville (XVIIIe siècle). Son histoire et celle de ses dents,* in Actes. Société française d'histoire de l'art dentaire, 2006, 11.http; //www.bium.univ paris5.fr/sfhad /vol11/2006_02.pdf, 2006.

GRANAT Jean, PEYRE Evelyne, *Première étude du squelette de Nicolas Ferry alias « Bébé », le nain de Stanislas Leszczyñski, rôle de Buffon dans la conservation de ses ossements,* in Annales Centre scientifique. Académie des Sciences Polonaises à Paris. Edit.. Poloska Akademia Nauk. Varsovie. (2007)

GRANAT Jean, PEYRE Evelyne, *Nicolas Ferry dit « Bébé », nain de Stanislas Leczinski à Lunéville…* in Biom. Hum. et Anthropol., 25, 1-2, p. 2007.

GRANAT Jean, PEYRE Evelyne, *Nicolas FERRY dit « BÉBÉ », nain, (1741-1764) à la cour du Roi Stanislas LESZCZYNSKI, Duc de Lorraine, Lunéville,* in Biométrie Humaine & Anthropologie, Revue de la Société de Biométrie Humaine, n° 26 Supplément Hors-série, 2008.

GUERRIER Antoine-Sébastien, *Annales de Lunéville; ou essai historique sur cette ville depuis sa fondation jusqu'à nos jours,* le Livre d'Histoire, Paris, 1818, réédit. 2003.

GUERIN Raoul, *Le verre à boire du nain Bébé,* in Journal de la Société d'archéologie du Musée historique lorrain. Crépin Leblond, Nancy p.p 78-79, 1878.

GUIDE DU VISITEUR au Musée historique Lorrain, Palais Ducal Nancy, 1926.

GUYON Catherine, *A propos de la sépulture de Madame du Châtelet à l'église Saint -Jacques de Lunéville,* in Lunéville les Cahiers du Château N°3 Nancy, 2007.

GUYON Catherine, *Le squelette de Madame du Châtelet, de St Rémy à St Jacques. De* L'abbaye à l'Hôtel de Ville, 2008.

GUYON Catherine, *Le « Bon roi Stanislas » ; La construction d'une légende in Stanislas Leszynsk*i. De l'Homme à la légende. Catalogue exposition Château des Lumières- Lunéville, 2016.

GUYON F, HOROVITZ J, *Place des RCIU en obstétrique et définition clinique.* http: www.chu clermontferrand.fr soffoet fr pages journees livret place_rciu.html 2006.

HALL et al Majewski. *Osteo dysplasic primordial dwarfism type II (MOPD II) Natural histoty and clinical findings.* in Am. Journal of medical genetics 130 A; 55-72, 2004.

HAYLEYS, *What is Progeria? in Hayleys Progeria* Page

http; //www.hayleyspage.com/progeria.htm consulté 26/10/2006,. 2006.

HAWKS J., *The Rampasasa Pygmy Somatology* ExpeditIon John Hawks weblog.
http;//johnhawks.net/weblog/fossils/flores/flores_pygmy_hunt_2005.html.. 2005.

HAZARD Jean, *L'insuffisance antéhypophysaire de l'enfant..* Abrégés Masson Endocrinologie, p. 63-66, 1983.

HEIM Jean.-Louis, GRANAT Jean., *Les Dents humaines, origine, morphologie, évolution. Paléo-Odontologie; Analyses et méthodes d'étude.* Édit. Artcom. 10-37, 2001.

HÉNAULT Président (1746) *Bébé in Lettre depuis Ilkirsh (Alsace*)

HINZELIN Émile, *Le Pantagruel vosgien à la cour du roi Stanislas (le Févotte),* Soc.arch.lorraine. Le Pays Lorrain (Nancy) BNF Gallica, 1911.

HUSSON Serge- (2016). - *G-C Kast, un savant-médecin du roi Stanislas oublié in Lettres à Vauchoux, l'ami de Stanislas.* Gérard Louis (sous presse)

IMBAULT-HUART Marie-José - *L'École pratique de dissection de Paris de 1750 à 1822 -École pratique des hautes études. 4e section, Sciences historiques et philologiques.* Thèse 11 janvier 1970

JACOB Teuku,. *Je n'ai pas kidnappé l'Homme de Flores,* in La Recherche, n°383, pp. 15-17, 2005.

JACOB Teuku, INDRIATI E, SOEJONO RP, HSU K, FRAYER DW, ECKHARDT RB, KUPERAVAGE AJ, THORNE A, HENNEBERG M. *Pygmoid Australomelanesian Homo sapiens skeletal remains from Liang Bua, Flores: Population affinities and pathological abnormalities*, In Proceedings of the National Academy of Sciences of the United States of America,103/36: 13421-6, 2006.

JAUCOURT de M, comte – *Nains,* in L'esprit de l'Encyclopédie ou choix des articles Tome 8. Fauvelle et Sagnier. Paris.. 1799.

JAWOROWSKI Zbigniew, BARBALAT Francis, BLAIN Claude, PEYRE Évelyne. *Evolution chronologique de la teneur en plomb, cadmium et zinc des os chez l'Homme en France,* In Comptes Rendus de l'Académie des Sciences de Paris, III/299-10: 409-412, 1984.

JAWOROWSKI Zbigniew, BARBALAT Francis, BLAIN Claude, PEYRE Évelyne. *Heavy metals in human and animal bones from ancient and contemporary France,* In *Science* of the *Total Environment*, 43/1-2: 103-126, 1985.

JOB J.C, *Les insuffisances antéhypophysaires de l'enfant.* Rev. Prat., 1967, 17, p. 3967-3974. 1967.

JOLY André, *Le Château de Lunéville*, Paris, 1859.

KANTAPUTRA Piranit Nik., *A newly recognized skeletal dysplasia with opalescent and rootless teeth.* in Oral Surg Oral Pathol Oral Med Oral Radlol Endodont 92; 303–307,. 2001.

KANTAPUTRA Piranit Nik, *Apparently New Osteodysplastic and Primordial Short Stature With Severe Microdontia, Opalescent Teeth, and Rootless Molars in Two Siblings*; in American Journal of Medical Genetics 111; 420–428, 2002.

KANTAPUTRA Piranit Nik, *Primordial short stature - microdontia - opalescent and rootless teeth.* in Orphanet (June 2003, Maladies rares http;//www.orpha.net/static/GB/primordial_short*_stature__microdonti,.. 2003.*

KANTAPUTRA I., *Nanisme primordial, microdontie, dents opalescentes et sans racine (NMOSR),* in Orphanet 2006, n°46658; Maladies rares. http; //www.orpha.net/consor/cgi-bin/OC_Exp.php ?Lng = FR&Exper, (2005.

KANTAPUTRA P-N, TANPAIBOON P., UNACHAK K., PRAPHANPHOJ V, *Microcephalic Osteodysplastic Primordial Dwarfism with severe microdontia and skin anomalies; Confirmatlon of a new syndrome.* in American Journal of Medical Genetics 130A; 181–190,. 2004.

LACOMBE D., *Syndromes géniques et retards de croissance intra-utérins.* in Colloque Retards de croissance intra-utérins, Bordeaux 2000. http; //www.chu clermontferrand.fr/soffoet/fr/pages/journees/livret. 2000.

LACOMBE D, *Syndromes géniques et RCIU* in 6ème journée de médecine fœtale Morzine 2001.

LACROIX Paul, *XVIIIe Siècle, lettres, sciences et arts, France 1700-1789,.* Paris Firmin Didot et Cie. 1878.

LAHR M. M., FOLEY R, *Human evolution writ small.* in Nature |Vol. 431 | pp. 1043-1044, 2004.

LAMENDIN Henri, *Stanislas 1er et ...selon plusieurs auteurs,* Recueil pédagogique, Souvenirs, ed.Guillestre, 2010.

LAMBOLEY Claude, *Les jouets des enfants en France.* Académie des Sciences Montpellier. Bull.35, 105-119. 2005.

LAUMON Annette, *Les fouilles, une marque de respect pour les collections détruites, i*n Lunéville les Cahiers du Château N°1 Nancy.. 2005.

LAUMON Annette, *Le recueil d'Emmanuel Héré,..* in Lunéville les Cahiers du Château N°2 Nancy,.. 2006.

LE RAGOIS, *Instruction sur l'Histoire de France*:. J. Moronval édit. 13è edit. Tome premier, 1829.

LECLUSE Louis, *Nouveaux éléments d'odontologie*.. Delaguette Edit. 1754.

LEBOUX DE LA MÉSANGÈRE P.A.(de), *Dictionnaire des Proverbes Français*, Paris, Treuttel et Würtz, Crapelet, 1821.

LEE A, PEARSON K. *A first study of the correlations of the human skull,* In Philosophical Transactions of the *Royal Society* of London, A/196: 225-264, 1901.

LEVRON Jacques, *Stanislas Leszcynski, Roi de Pologne, Duc de Lorraine* - Librairie Académique Perrin Paris, (1984).

LESZCZYNSKI Stanislas, *Œuvres du Philosophe Bienfaisant* à Paris, 1763.

LESZCZYNSKI Stanislas, *Un prince philosophe et mécène des Lumières (1737-1766)* Wikipedia, 2015

LEVRON Jacques, *Stanislas Leszczynski : roi de Pologne, duc de Lorraine : un roi philosophe au siècle des Lumières, Perrin, 2009.*

LÉVY.Nicolas. *(2003) — cf SANDRE*

LEVY Nicolas, *Pathologies liées à la lamine; un nouveau champ d'investigation très prometteur aux confins du muscle et des mécanismes du vieillissement prématuré.* Congrès internatIonal de myologie, Nantes – 9 au 13 mai 2005. http; //www.myology 2005.org/., 2005.

LIEBERMAN DE. *Further fossil finds from Flores*, In Nature, 437/7061: 957-958, 2005.

LIEGEY.Dr., *Le Bébé de Stanislas Leczinski.* Ann. Soc. émul. dép.Vosges, Epinal, Gérard, p. 135-150, 1889

LIEUTAUD S, *Liste alphabétique de portraits dessinés, gravés et lithographies de personnages nés en Lorraine*. Chez l'auteur, Paris, 1862.

LIND James, *Traité du Scorbut.* G. Ganeau, édit., 1756.

LITTRÉ Emile, *Le dictionnaire de la langue française*, Hachette et Cie, 1889.

LONGCHAMPS Sébastian G, *Mémoires sur Voltaire*, Paris, Béthune et Plon, 1838

LOREILLE Odile, *Contribution de la paléogénétique à la phylogénie moléculaire et à la phylogéographie (contribution of paleogenetics to molecular phylogeny and phylogeography* Université de Lyon 1, Villeurbanne, FRANCE (Université de soutenance) Copyright 2006 INIST-CNRS http; //cat.inist.fr/?aModele = afficheN&cpsidt = 203234. 1999.

MAGUIN Frédéric et FLORENTIN Robert, *Sur les pas de Stanislas Leszczynski.* – Nancy, Éditions Koidneuf, 62 p, 2005

MAGITOT Emile, *Un cas de nanisme,* in Bull. Soc. Anthrop. de Paris. Séance 20 octobre 1881 T.4, 3ème série pp. 676-692, 1881.

MANOUVRIER Léonce, *Recherches pour l'interprétation du poids du crâne et des caractères qui s'y attachent,* in Bull. Soc. Anthrop. de Paris. Séance 24 août 1881 T 4 3ème série pp. 662-668, 1881.

MANOUVRIER Léonce, *Sur le nain Auguste Tuaillon et le nanisme simple avec ou sans microcéphalie,* in Bull. Soc. Anthrop. de Paris Séance 2 avril 1896. Masson édit.pp 264-290, 1896.

MATHIAS Martine, directrice, *Stanislas, un roi de Pologne en Lorraine. Catalogue expos*. Musée Lorrain Nancy, 17 dec. 2004-21 mars 2005. édit. Artlys Versailles France, 2004.

MARCHAL Guy, "*Bébé, le Bouffon du Duc Stanislas* "Les pages de Lorraine. 2002 – 2005. http /gmarchal.free.fr/bebe.htm, 2002.

MARTIN R.D., MACLARNON A.M., PHILLIPS J.L., DOBYNS W.B,; *Flores hominid; new species or microcephalic dwarf?* Anat Rec A Discov Mol Cell Evol BIol. Nov; 288 (11); 1123-45, 2006

MARTIN RD, MACLARNON AM, PHILIPPS JL, DOBYNS WB. *Flores hominid: new species or microcephalic dwarf ?,* In The Anatomical Record. Part A, Discoveries in *Molecular*, *Cellular*, and *Evolutionary Biology,*288/11: 1123-45, 2006.

MAUGRAS Gaston, *Dernières années de la cour de Lunéville* édit. Plon, 1925

MEAUME. Edouard, *La Mère du Chevalier de Boufflers*, Paris, Techener1885

MEINECKE PETER., PASSARGE E, *Microcephalic osteodysplastic primordial dwarfism type I/III.* Journal of Medical Genetics,, Vol 28, 795-800. 1991.

MENIN Claudine. *La population gallo-romaine de la nécropole de Maule (Yvelines) : étude anthropologique*, Thèse de Doctorat de l'Université Paris 6 Pierre et Marie Curie, Paris, 2 tomes, 400 pages, 1977.

MENIN Claudine. *La population gallo-romaine de la nécropole de Maule (France, Yvelines) : morphologie crânienne*, In Bulletins et Mémoires de la Société Anthropologique de Paris, XIII/6-1: 85-110, 1979.

MERCIER Gilbert, *Femmes des Lumières à la cour de Stanislas* édit. La Nuée Bleue Strasbourg, 2004

MERCIER Gilbert, DELESTRE Philippe, *Bébé, le nain de Stanislas ou les amours mouvementés d'Emilie du Châtelet et de Voltaire à la cour de Lorraine,* Edit. Pierron, 1985.

MOINET Eric, "*Stanislas "à Nancy*, Interview in Monique Raux. Week-end Le Monde du 07.06.05, 2005

MONOD-BROCA Philippe, Paul Broca, Un géant du XIXe siècle, Editions Vuibert,. 2005.

MORAND Sauveur-François, *Mémoire Acad. Sciences* (65) présenté le 14 novembre Académie royale des sciences (France). Procès-verbaux. 1764. (T. 83). pp 373, 376, 1764.

MOREAU Paul, *Fous et Bouffons Nicolas Ferry (Bébé),* in Etude physiologique, psychologique et historique. Baillières et fils. Paris, 1885

MORWOOD MJ, SOEJONO RP, ROBERTS RG, SUTIKNA T, TURNEY CS, WESTAWAY KE, RINK WJ, ZHAO JX, VAN DEN BERGH GD, DUE RA, HOBBS DR, MOORE MW, BIRD MI, FIFIELD LK. *Archaeology and age of a new hominin from Flores n eastern Indonesia*, In Nature, 431/7012: 1087-91, 2004.

MORWOOD MJ., BROWN P., JATMIKO., SUTIKNA T., SAPTOMO EW., WESTAWAY KE., DUE RA., ROBERTS RG., MAEDA T., WASISTO S., DJUBIANTONO T. *Further evidence for small-bodied hominins from the Late Pleistocene of Flores, Indonesia*, In Nature 437/7061: 1012-7, 2005.

MUNNICH Arnold, *MutatIons of the fibroblast growth factor receptor 3 gene in achondroplasia*. Nature 371, 25, 1994.

MURATORI-PHILIP Anne, *Stanislas Leszczynski : Aventurier, philosophe et mécène des Lumières.* - Paris : Robert Laffont, - 1018 p, 2005.

MURATORI-PHILIP, Anne, *Le roi Stanislas*, Edit. Fayard, 2000.

MUSSO Anna, *Grandes questions pour une si petite femme,* in La Recherche, janvier N° 382 pp.44-45,. 2005.

NEWTON Isaac, *Philosophiae Naturalis Principia mathematica 3 vol. (TraductIon française Émilie du Châtelet réédit.* 2005. Dunod Paris 626 p., 1687.

NIVEN JE, *Brains, islands and evolution; breaking all the rules, in. Trends* Ecol Evol. Feb; 22 (2); 57-9,. 2007.

NOAILLES vicomtesse de, 1855.*Vie de la princesse de Poix*, par la. Paris, Lahure,

OLIVIER Georges, *Pratique anthropologique*, Vigot frères édit., 1960,

ORLUC Laurent, *Quand les scientifiques se content Flores,* in Sciences et Vie. février 2007 pp. 88-97,.2007.

PANCKOUCKE, *Dictionnaire des sciences médicales par une société de médecins et chirurgiens,* Panckoucke édit., pp 211-259, 1820.

PEYRE Évelyne. *Étude anthropologique qualitative et quantitative de la population mérovingienne de la nécropole de Maule (France, Yvelines),* Thèse de Doctorat de l'Université Paris 6 Pierre et Marie Curie, Paris, 2 tomes, 500 pages, 1977.

PEYRE Évelyne. *La population mérovingienne de la nécropole de Maule (France, Yvelines) : analyse anthropologique des* crania, In Bulletins et Mémoires de la Société Anthropologique de Paris, XIII/6-1: 47-84, 1979.

PEYRE Évelyne. *Analyse multivariée sur le calvarium des Mérovingiens de Maule (France, Yvelines),* In Bulletins et Mémoires de la Société Anthropologique de Paris, XIII/7-4: 233-257, 1980.

PEYRE Évelyne. *D'*Agedincum *aux Mérovingiens... Résumé des découvertes récentes du site de Saint-Martin du Tertre. Etude anthropologique des inhumés,* In Bulletins de la Société Archéologique de Sens, 26: 54-59, 1983.

PEYRE Evelyne, *La mandibule humaine; variabilité et évolution,* in Biom. Hum. et Anthropol., 16, n° 1-2, pp. 77-82, 1998.

PEYRE Evelyne, *La mandibule humaine adulte; variation intra-population et essai d'interprétation morphologique*, Biom. Hum. et Anthropol, n° 22, n°3-4 pp. 205-227, 2004.

PEYRE Évelyne. *Du 'beau sexe' au 'sexe faible'*, Colloque 'La Journée internationale des femmes du Musée de l'Homme : femmes de sciences et sciences de femmes', Muséum National d'Histoire Naturelle et Ministère de la Recherche, en présence du Ministre de la Recherche, Paris, Document p. 7, 2006.

PEYRE Évelyne. *Le squelette a-t-il un sexe ?* In PEYRE Évelyne, WIELS Joëlle (dirs) « Mon corps a-t-il un sexe ? », Editions La Découverte, p. 105-119, 2015.

PEYRE Evelyne, WIELS Joëlle, *De la "nature des femmes "et de son incompatibilité avec l'exercice du pouvoir; le poids des discours scientifiques depuis le XVIIIe siècle, i*n E. Viennot (ed.) La démocratie à la française ou les femmes indésirables. Publications Université Paris VII - Denis Diderot, Colloques et travaux, pp. 127-158 et I-XXI, 1996.

PEYRE Evelyne, GRANAT Jean, *Maturation et usure dentaire; estimation de l'âge.* Biom. Hum. et Anthropol.19, 3-4, p.189-196, 2001.

PEYRE Évelyne, GRANAT Jean. *Nicolas Ferry dit Bébé (XVIIIe siècle, Lunéville, Lorraine) entre « norme » et « pathologie » : biométrie d'un squelette de nain harmonieux et arguments pour un modèle interprétatif des hominidés fossiles de Flores (Indonésie)*, In Biométrie humaine et Anthropologie, 26/n° spécial: 34-56, 2008 (a).

PEYRE Évelyne, GRANAT Jean. *'Bébé' entre « norme » et « pathologie », biométrie d'un nain (XVIIIe siècle Lorraine)*, In Guillain & Ruel-Kellermann (ed) Actes SFHAD18 Société française d'Histoire de l'Art dentaire, 13: 23-27, 2008 (b).

PFISTER Christian, *Les dernières années de Stanislas,* Histoire de Nancy pp. 849-85. 1902.

PHILLIPPOT Alain, *Un portrait inédit du nain de Stanislas*, Musée Lunéville, 2014.

PITZ Louis, *Bébé, nain de Stanislas,* in Contes et Légendes de Lorraine, Nathan édit. pp. 127-133, 1972.

POLLEX RL, HEGELE RA., *Syndrome de Gilford ou syndrome de Hutchinson* – Clin Genet, 2004.

PORAK C— *Le crâne de Nicolas Ferry, si connu sous le nom de Bébé, nain du roi de Pologne,* in Bull. et Mém. Soc. Obstetr.et Gynéco.de Paris Librairie J.B. Baillières 1891, Séance du 13 mars 1890 pp.77-78., 1890.

QUATREFAGES DE BRÉAU J., *Jean Louis Armand. de, Sur Balthazar Zimmermann, dit le prince Balthazar, véritable nain microcéphale,* in Bull. Soc. Anthrop. de Paris. Séance 2 novembre 1881 T.4, 3ème série pp. 702-708, 1881

REY Alain, *Le Robert, Dictionnaire historique de la Langue française.* - Édit. Dictionnaires Le Robert 3t. . (2000).

RIAUD Xavier, *Chroniques odontologiques des rois de France et de la dynastie napoléonienne,* L'Harmattan Paris, 2011.

RIAUD Xavier et al, *Médecine à travers les siècles,* L'Harmattan, Paris, 2015.

RICHARD G. DR, *BÉBÉ (1741-1764,) Mémoire de l'Académie de Stanislas Nancy 1935 –texte de 1933* Tome XXXIII / imp. Beuggle-Levrault Nancy, Paris, Strsbourg,. .1932-1933.

RICHEIEU DUC de Maréchal, *Mémoires,* Paris Buisson.1, 1793.

RISCHBIETH AND BARRINGTON, *Treasury of Human Inheritance, Vol. 1, (Case 7),* p. 522, 562, 568 London : Cambridge University Press, 1912.

ROBERTS R, *Le plus petit humain.* In Wong Kate. Pour la Science, n°329, p.33, 2005.

ROSSINOT André, *Stanislas le roi philosophe,* M. Laffont, édit. 1999.

SABRAN comtesse et Boufflers chevalier de, *Correspondance* Paris, Plon, 1855.

SANDRE-GIOVANNOLI DE A, . BERNARD R, CAU P, NAVARRO C, AMIEL J, BOCCACCIO I, LYONNET S, . STEWART CL, MUNNICH A, LE MERRER M AND LÉVY, LAMIN A TRUNCATION IN HUTCHINSON-*Gilford Progeria.* Science Express, 17 avril 2003.

SAUCEROTTE Nicolas, *Mélanges de chirurgie. 2 volumes,* Paris, Académie de chirurgie, 1801.

SECKEL H.P.G, *Bird Headed Dwarfs, Studies in developmental Anthroplogy. Including Human Proportlons* Case 15. Basel-S. Karger- New-York. pp. 71-78; 85-87; 95, 1960.

SIMPSON D, *City's musical talent on a smaller scale- in Northern Echo & the Durlington & Stockton Times*. Published; 29/08/2003.

STANDISH Mme, *Souvenirs de la maréchale de Beauvau,* Paris, Techener, (1872).

SWISHER CC., CURTIS GH., JACOB T., GETTY AG., SUPRIJO A., WIDIASMORO, *Age of the earliest known hominids in Java, Indonesia.* Science, 263, 1118-21, 1994.

SWISHER CC., RINK WJ., ANTON SC., SCHWARCZ HP., CURTIS GH., SUPRIJO A, WIDIASMORO (1996) — *Latest Homo erectus of Java; potential contemporaneity with Homo sapiens in southeast Asia.* Science, Dec 13; 274 (5294); 1870-4.

SYRROU M., GEORGIOU I., PASCHOPOULOS M., LOLIS D, *Seckel syndrome in a family with three affected children and hematological manifestatlons associated with chromosome instability Genetic counselling.* Editlons Médecine et hygiène, Genève, Suisse, 1995.

TAYLOR AB., VAN SCHAIK.CP - *Variation in brain size and ecology in Pongo.* J Hum Evol. Jan; 52 (1); 59-71, 2006.

THEIMER F., *L'origine du Nain Jaune.* Le Journal de la Vieille France, n°61 avril. http; //www.encyclopedie.info, 2006.

THILLAUD Pierre-Léon, *Paléopathologie humaine.* Kronos B.Y., Sceaux, 1996.

THORNE A., HENNEBERG M, — *Pygmoid Australomelanesian Homo sapiens skeletal remains from Liang Bua, Flores; Populatlon affinities and pathological abnormalities.* PNAS, September 5, vol. 103, no. 36, pp. 13421–13426., 2006.

TRÉSOR DE LA LANGUE FRANÇAISE (TLF) *Dictionnaire de la langue française des XIXe siècle et XXe siècle.*

TOUCHET André, *Dictionnaires fournis, rassemblés et remaniés* par Dictionnaire de pâtois vosgien, 2015.

TOUTAIN Annick, *Le syndrome de Silver-Russel.* Encyclopédie Orphanet .Juin 2003.http; //www.orpha.net/data/patho/FR/fr-silver.pdf. . 2003.

TRESSAN Comte de, *Mémoire sur un nain,* Académie Royale des Sciences, 1760.

TRESSAN Comte de. Louis-Élisabeth de la Vergne, *Sur les nains*. Histoire de l'Académie Royale des Sciences, Anatomie. 1764 p.62-71 publié 1767.

VALENTIN Frédérique, GRANAT Jean., *Anthropologie, pathologie et soins dentaires au XVIIIe siècle : découverte exceptionnelle à Saint-Martin-des-Champs de Paris,* in Bulletins et Mémoires de la Société d'anthropologie de Paris, Nouvelle Série, tome 9, fascicule 3-4, 1997. pp.305-318., 1997.

VERLOES Pr Alain, *Microcéphalie isolée congénitale.* Orphanet.http; /www.orpha.net/static/FR/microcephalie_isolee_congenitale.html,. 2004.

VIREY Julien-Joseph,. *Histoire naturelle du genre humain tome 2,* Crochard Paris, 1824.

WIKIPÉDIA (2005) — *Pied à coulisse double graduation, in catégorie : instruments de mesure*. Wikipédia l'encyclopédie libre. http; Wikipedia.org/wiki/Pied_%C3%A0_coulisse consulté le 20/11/2005.

WONG Kate, *Le plus petit humain*. Pour la Science N° 329 pp. 30-36, 2005

ZEITOUN Valéry, *Coup de Bambou sur la paléoanthropologie en Asie du Sud-Est.* Dossiers d'Archéologie n° 302 pp.2-7. 2005 a.

Sources : Constant Lemasson, Lexique du patois vosgien de Fiménil, 1926. ALLR J. Lanher, A. Litaize, 1979, CNRS éditions (pour Saint- Jean-du-Marché et Mortagne). M. Jean -Baptiste Thomas, Revue Lorraine Populaire, Juin 1976, n°10, texte en patois de Brouvélieures. Nicolas Haillant, Flore populaire des Vosges, 1885, réédité Editions Lacour, 1996. Josette Masade (de Champdray), textes dans l'Est Républicain. Pierre Fève, Bulletin de la Société Philomatique des Vosges, n° 74 à 77, 1971-1974 (patois de Corcieux). Chanoine Hingre, Bulletin de la Société Philomatique des Vosges, 1903-1924 (patois de la Bresse)
http://projetbabel.org/vosgien/lexiquegerardmer/gerardmer..htm

TABLE DES MATIÈRES

CHAPITRE VI

CHAPITRE VII

CHAPITRE VIII

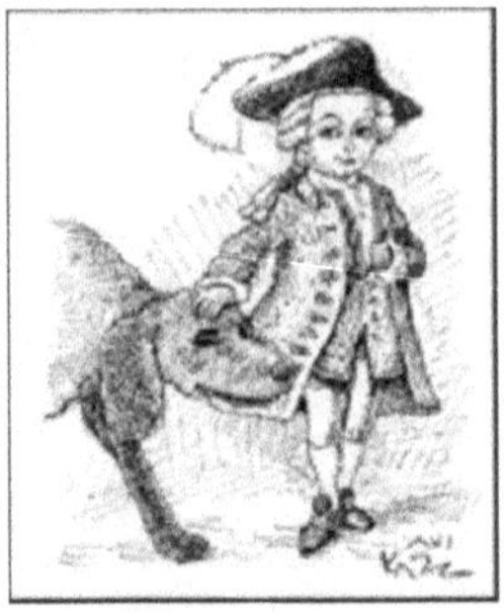

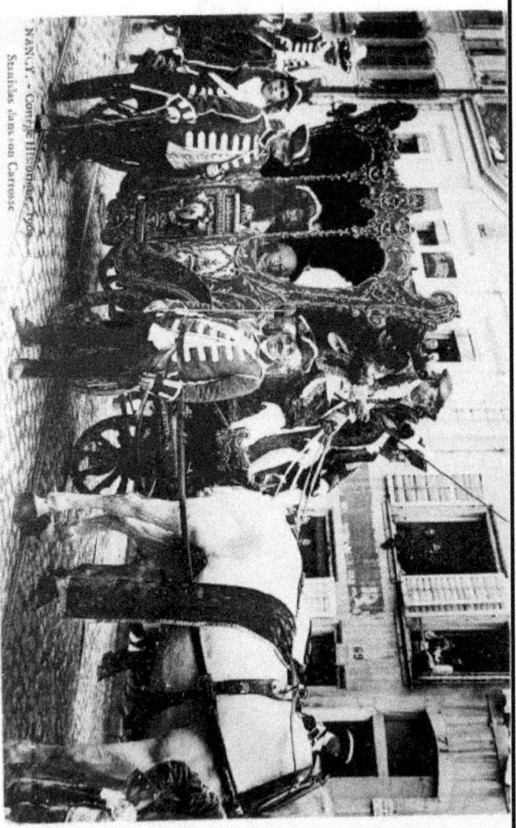

Nous n'avons pas pu nous empêcher de mettre Bébé à côté de Stan

La Grande histoire... du nain BÉBÉ (1741-1764)
de Lunéville au musée de l'Homme

Santé et Médecine
aux éditions L'Harmattan

Dernières parutions

ALLO DOCTEUR, ICI LA MAMAN DE JULIEN
L'expérience d'un médecin des nourrissons et des enfants
Gardea Alexandre
Ce livre est né d'un désir et d'une question : le désir était d'être utile, la question était : comment faire ? Le pédiatre est confronté au défi d'un assemblage parfois complexe entre les désirs des parents et l'expression de l'enfant. La période ici choisie va de 0 à 3 ans, l'entrée en maternelle, qui marque la fin de l'exclusivité parentale. C'est donc l'expérience de ce métier, construite par la confrontation à des questions, des soucis, des peurs, qui a construit la trame de cet ouvrage.
(15.00 euros, 136 p.)
ISBN : 978-2-343-12516-9, ISBN EBOOK : 978-2-14-004189-1

MÉDECINE DU CORPS, MÉDECINE DE L'ÂME
Boudon-Millot Véronique, Bourgeois Bernard, de Ladoucette Olivier, Reber Bernard, Sarfati Georges-Elia
De Galien de Pergame, héritier d'Hippocrate, à Victor Frankl, père de la « logothérapie », en passant par Freud ou Ostad Elahi, une question court à travers les âges : celle d'une santé, et donc d'une médecine et d'une thérapie, qui prendraient en vue l'homme tout entier, « corps et âme ». Ainsi, quels sont les facteurs psychologiques et spirituels du bien être et de la longévité ? Qu'est-ce qu'une « maladie de l'âme » ? Telles sont quelques-unes des questions sur lesquelles se penchent ensemble les intervenants de cette journée.
(Coll. Journées de la solidarité humaine, 18.00 euros, 168 p.)
ISBN : 978-2-343-12693-7, ISBN EBOOK : 978-2-14-004335-2

ESTHÉTIQUE & PSYCHIATRIE
Godefroy Michel
Cet ouvrage établit l'hypothèse selon laquelle l'esthétique et son conflit primaire, considérés comme un choc fondateur de l'appareil psychique, pouvaient jouer un rôle dans la psychopathologie des troubles mentaux. Après une première partie établissant les bases de l'hypothèse, celle-ci voit son illustration dans la seconde partie qui étudie les principaux syndromes de la clinique psychiatrique. Une nouvelle approche de l'esthétique et de la psychiatrie est alors ouverte.
(Coll. Eidos série Retina, 21.50 euros, 208 p.)
ISBN : 978-2-343-12739-2, ISBN EBOOK : 978-2-14-004308-6

LA PSYCHANALYSE ET LES RÉANIMÉS
Les vêtir de paroles
Gazengel Joseph
La réanimation naissante a rencontré l'auteur, médecin, dès le début de sa pratique de l'hôpital, puis ils ne se sont guère quittés. Même la retraite ne les a pas tenus longtemps séparés, puisqu'elle l'a bientôt rattrapé dans l'expérience personnelle de la maladie. Cet ouvrage offre une lecture ciselée au scalpel du monde de la maladie et de l'hôpital, tant du point de vue du malade que de celui du médecin.
(Coll. Clinique psychanalytique et Institution, 16.00 euros, 146 p.)
ISBN : 978-2-343-12496-4, ISBN EBOOK : 978-2-14-004161-7

PSYCHIATRIE ET INTERDISCIPLINARITÉ
Marchais Pierre
Avec la participation d'Alain Cardon
À l'ère du numérique, la connaissance en psychiatrie tend à devenir plus globale et plus précise. Elle consiste à établir des liens entre des disciplines différentes, malgré les frontières qui les séparent. Cet ouvrage nous prouve que l'interdisciplinarité éclaire progressivement la psychiatrie par de nouvelles connaissances plus cohérentes et congruentes avec le réel, incitant à adopter des traitements mieux ciblés et plus adaptés.
(23.50 euros, 230 p.)
ISBN : 978-2-343-12235-9, ISBN EBOOK : 978-2-14-004155-6

GUÉRIR PAR LE RÊVE
L'onirothérapie depuis l'Antiquité jusqu'à nos jours
Crocq Louis
De tous temps, les humains ont demandé au rêve la guérison de leurs maux. Dans l'Antiquité gréco-romaine, cette pratique de l'« onirothérapie » était courante. Plus tard, Freud découvrit la fonction essentielle des rêves, qui était alors de satisfaire dans l'imaginaire un désir resté inassouvi dans la vie réelle. Cet ouvrage revient sur l'histoire de cette pratique, analysant notamment le somnambulisme artificiel, l'hypnose ou encore le rêve éveillé, et ce afin de traiter les troubles psychiques et psychosomatiques.
(23.50 euros, 220 p.)
ISBN : 978-2-343-12337-0, ISBN EBOOK : 978-2-14-004197-6

LA VIE AU CŒUR DE LA PERTE
Bejar Marie
On pourrait croire qu'il s'agit d'une histoire de pertes : perdre la santé, la vie, l'homme qu'on aime... Mais on y découvre surtout une histoire de vie, d'amour, de ressources et de transformation. La première partie du témoignage traite de cette maladie qui mène à la mort. La deuxième partie évoque les deux premières années de deuil. L'auteure puise dans ses notes, ses rêves et ses créations picturales.
(Coll. Au-delà du Témoignage, 14.00 euros, 88 p.)
ISBN : 978-2-343-12281-6, ISBN EBOOK : 978-2-14-004175-4

DE L'OMBRE À LA LUMIÈRE
Mon parcours de personne drépanocytaire
Bokapa Ewe Minel Princilia - Préface du Dr Gilius Primaël Aloumba
La drépanocytose est une maladie du sang, causée par la mutation du gène de l'hémoglobine. C'est une maladie génétique dont les principales manifestations sont les crises vaso-occlusives. Cet ouvrage relate le combat de vie de l'auteure contre la maladie. La drépanocytose est dépeinte sous tous ses aspects, abordant aussi bien les luttes physiques que psychologiques.
(Coll. Harmattan Congo-Brazzaville, 18.00 euros, 170 p.)
ISBN : 978-2-343-12034-8, ISBN EBOOK : 978-2-14-004141-9

SCIENCES ET ACTION PUBLIQUE : UN MARIAGE FÉCOND
L'exemple de l'alcool au volant
Pérez-Diaz Claudine
Faut-il fonder des politiques publiques sur les sciences ? Cet ouvrage répond à cette question sur le phénomène de l'alcool au volant, en rassemblant les apports de travaux scientifiques et d'archives institutionnelles. La genèse de diverses lois montre que le droit intègre tardivement des savoirs qui pourtant le légitiment. L'auteur revient sur l'analyse de la mise en œuvre de ces lois, qui atteste d'une lente imprégnation de l'action publique par des acquis scientifiques.
(Coll. Sciences et Société, 25.00 euros, 248 p.)
ISBN : 978-2-343-12366-0, ISBN EBOOK : 978-2-14-004157-0

MÉMOIRES D'UNE SAGE-FEMME
Hymne à la vie, hymne à l'amour
Arqué-Mathon Françoise
Ces mémoires racontent près de quarante ans d'exercice passionné du métier de sage-femme. À travers ce récit personnel se dessine une évolution : le dogme du « tu accoucheras dans la douleur », battu en brèche par la méthode du docteur Lamaze et, surtout, la reconnaissance de la sensorialité du bébé scientifiquement prouvée. Malgré les résistances de certains, l'auteur a pris part à cette évolution qui correspondait à ses intuitions de débutante, renforcées par son expérience.
(20.00 euros, 236 p.)
ISBN : 978-2-343-12530-5, ISBN EBOOK : 978-2-14-004160-0

MÉDICALISER L'AFRIQUE
Enjeux, processus et stratégies d'introduction de la médecine occidentale au Gabon (XIXe-XXe siècle)
Mabika Ognandzi Hines
Jusqu'à la fin des années 1880, la pratique de la médecine occidentale au Gabon a surtout lieu sur mer. Dès les années 1890, on assiste à un glissement de la médecine de la mer vers la terre ferme. Ainsi, pourquoi et comment passe-t-on d'un navire-hôpital sur mer à la case de santé à terre, de la case de santé aux ambulances-hôpitaux, puis aux centres hospitaliers universitaires ? Cet ouvrage reconstitue ce processus de médicalisation.
(Coll. Racisme et eugénisme, 31.00 euros, 304 p.)
ISBN : 978-2-343-11857-4, ISBN EBOOK : 978-2-14-004109-9

PRÉVENTION DE L'OSTÉOPOROSE
Un problème majeur de santé publique
Blain Alain
Les travaux récents mettent en évidence l'importance d'un capital osseux optimal comme prévention efficace de l'ostéoporose. L'accent est mis sur la nécessité de l'équilibre alimentaire et nutritionnel et la pratique régulière des activités physiques et sportives, modérées et programmées. Cet ouvrage apporte des données complémentaires aux connaissances habituelles, grâce aux recherches et travaux expérimentaux dans le domaine du sport.
(18.50 euros, 160 p.)
ISBN : 978-2-343-09906-4, ISBN EBOOK : 978-2-14-004055-9

EUGÈNE MINKOWSKI – Philosophe de la psychiatrie
Grulier Jean-Claude
L'œuvre d'Eugène Minkowski (1885-1972) est méconnue. Après des études de mathématiques puis de philosophie, il se consacre à la médecine et se spécialise en psychiatrie. Il écrit de nombreux ouvrages qui feront date dans le domaine médical (*Traité de psychopathologie*) ou philosophique (*Le temps vécu*). Mais ces deux disciplines sont-elles dissociables ?
(Coll. Psycho-Logiques, 28.00 euros, 272 p.)
ISBN : 978-2-343-10773-8, ISBN EBOOK : 978-2-14-004072-6

SOS MÉDECINS – Un pionnier raconte
Barrié Jean-Bernard
La naissance de SOS Médecins découla d'un constat étonnant et révoltant : « En France, on traite mieux les tuyaux de plomb que les coronaires ». C'est alors qu'une vingtaine de médecins dans les années 70 ont remplacé, la nuit, les médecins traitants pour assurer leurs urgences. L'auteur nous conte ici ses gardes de nuit à SOS médecins Paris, à travers plusieurs scènes de vie qui rendent compte de l'intensité des missions effectuées.
(28.00 euros, 340 p.)
ISBN : 978-2-343-10325-9, ISBN EBOOK : 978-2-14-003918-8

VAINCRE L'OBÉSITÉ
Marre Philippe - Préface d'Anne-Sophie Joly
L'obésité a toujours existé. Dans nos sociétés d'abondance, l'alimentation de base est à la portée de tous et la prévalence de l'obésité augmente. À la souffrance psychique s'ajoutent alors progressivement les complications de surpoids qui menacent la qualité de vie et diminuent l'espérance de vie. Cet ouvrage revient sur les modèles de prise en charge qui permettent d'évaluer la sévérité de l'obésité et ses complications éventuelles, et de proposer une éducation thérapeutique avec accompagnement nutritionnel et psychologique.
(Coll. Cultures et Médecines, 18.00 euros, 168 p.)
ISBN : 978-2-343-11975-5, ISBN EBOOK : 978-2-14-003773-3

L'HARMATTAN ITALIA
Via Degli Artisti 15; 10124 Torino
harmattan.italia@gmail.com

L'HARMATTAN HONGRIE
Könyvesbolt ; Kossuth L. u. 14-16
1053 Budapest

L'HARMATTAN KINSHASA
185, avenue Nyangwe
Commune de Lingwala
Kinshasa, R.D. Congo
(00243) 998697603 ou (00243) 999229662

L'HARMATTAN CONGO
67, av. E. P. Lumumba
Bât. – Congo Pharmacie (Bib. Nat.)
BP2874 Brazzaville
harmattan.congo@yahoo.fr

L'HARMATTAN GUINÉE
Almamya Rue KA 028, en face
du restaurant Le Cèdre
OKB agency BP 3470 Conakry
(00224) 657 20 85 08 / 664 28 91 96
harmattanguinee@yahoo.fr

L'HARMATTAN MALI
Rue 73, Porte 536, Niamakoro,
Cité Unicef, Bamako
Tél. 00 (223) 20205724 / +(223) 76378082
poudiougopaul@yahoo.fr
pp.harmattan@gmail.com

L'HARMATTAN CAMEROUN
TSINGA/FECAFOOT
BP 11486 Yaoundé
699198028/675441949
harmattancam@yahoo.com

L'HARMATTAN CÔTE D'IVOIRE
Résidence Karl / cité des arts
Abidjan-Cocody 03 BP 1588 Abidjan 03
(00225) 05 77 87 31
etien_nda@yahoo.fr

L'HARMATTAN BURKINA
Penou Achille Some
Ouagadougou
(+226) 70 26 88 27

L'HARMATTAN SÉNÉGAL
10 VDN en face Mermoz, après le pont de Fann
BP 45034 Dakar Fann
33 825 98 58 / 33 860 9858
senharmattan@gmail.com / senlibraire@gmail.com
www.harmattansenegal.com

www.ingramcontent.com/pod-product-compliance
Lightning Source LLC
LaVergne TN
LVHW011302061026
849535LV00005B/1369